DR. ALDEN J

el *fin* de la
DIABETES MELLITUS

Descubre cómo ser **libre** de los síntomas, medicamentos y complicaciones en **menos de 21 días**

100% EFECTIVO Y NATURAL
SIN MEDICAMENTOS

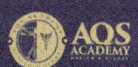

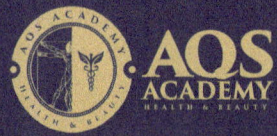

El fin de la Diabetes Mellitus
©2023, Alden J. Quesada, MD
ISBN: 9798871418598
Número de la Biblioteca del Congreso de EUA (LCCN): 20229007278

■

Todos los derechos reservados para el autor.

■

REVISIÓN Y CORRECCIONES
Phd. Dania M. Santí Morlanes

CAPA Y DÍAGRAMACIÓN
Jonatas Ilustre

■

Prohibida la reproducción parcial o total de esta obra por cualquier medio o procedimiento, salvo autorización escrita del autor.

1ra Edición: Noviembre del 2023

Dados Internacionais de Catalogação na Publicação (CIP)
(Câmara Brasileira do Livro, SP, Brasil)

Quesada, Alden J.
  El fin de la Diabetes Mellitus: descubra el único método que te enseña cómo controlar la diabetes mellitus en menos de 6 horas / Alden J. Quesada. -- 1. ed. -- Presidente Venceslau, SP: Ed. do Autor, 2023.

  Bibliografia.
  ISBN 9798871418598

  1. Diabetes melitus 2. Diabetes - Cuidados e tratamento 3. Diabetes - Dietoterapia I. Título.

23-171444   CDD-616.462
                                        NLM-WK-810

Índices para catálogo sistemático:
1. Diabetes Mellitus: Medicina 616.462
Aline Graziele Benitez - Bibliotecária - CRB-1/3129

el *fin* de la
DIABETES MELLITUS

PARA DEDICAR

ELFINDELADIABETESMELLITUS

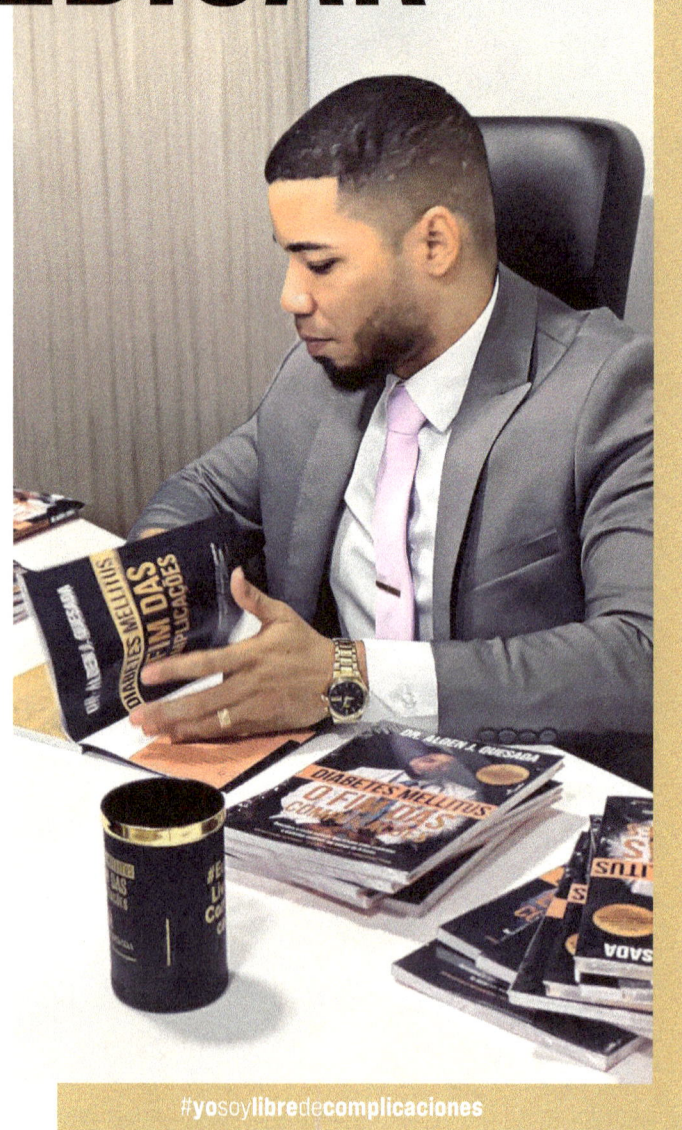

#yosoylibredecomplicaciones

DE:
PARA:

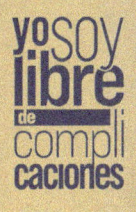

el fin de la
DIABETES MELLITUS

DEDICATÓRIA

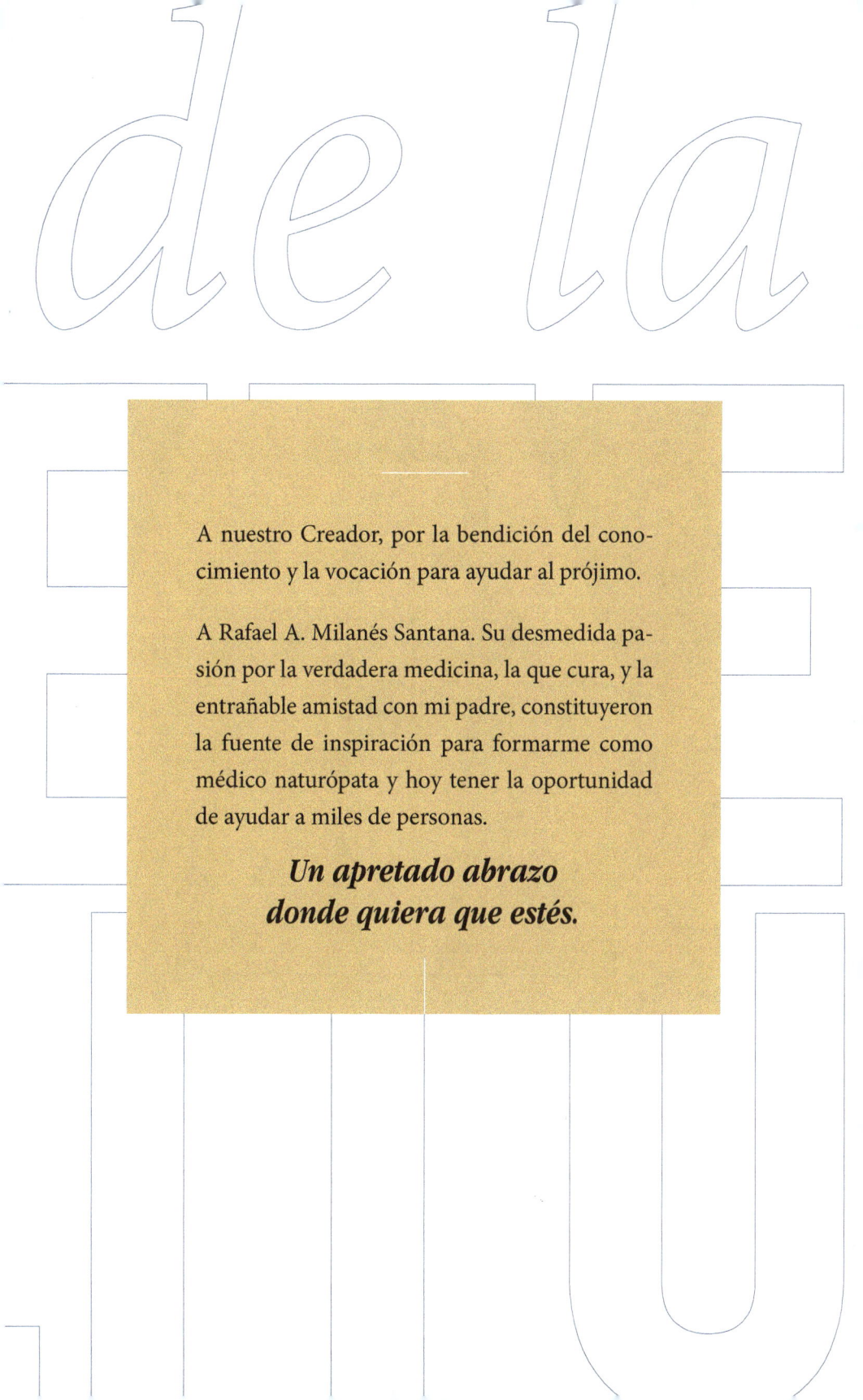

A nuestro Creador, por la bendición del conocimiento y la vocación para ayudar al prójimo.

A Rafael A. Milanés Santana. Su desmedida pasión por la verdadera medicina, la que cura, y la entrañable amistad con mi padre, constituyeron la fuente de inspiración para formarme como médico naturópata y hoy tener la oportunidad de ayudar a miles de personas.

*Un apretado abrazo
donde quiera que estés.*

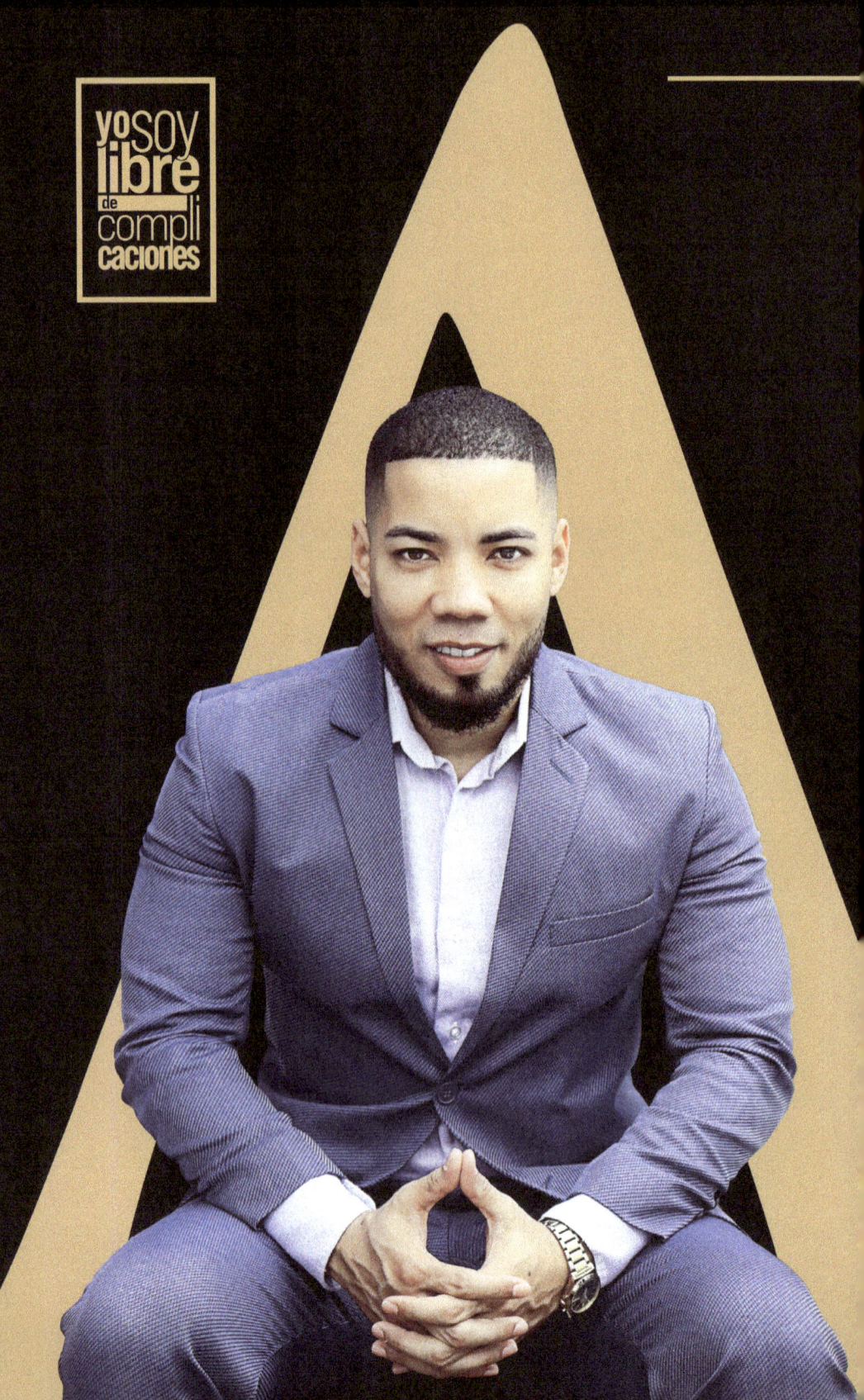

AGRADECIMIENTOS

En este libro, cuyo contenido ya salvó millares de vidas en los 4 continentes, quiero agradecer, primeramente, a ti, que buscas diariamente la verdadera solución para tus problemas de salud, que no aceptas ver como tus síntomas empeoran cada día que pasa y tienes la necesidad de tomar más medicamentos porque alguien te dijo que era lo único que podías hacer.

Estoy eternamente agradecido contigo, que eres un (a) inconforme que deseas ser libre de síntomas, medicamentos, riesgos y complicaciones. Eres mi mayor inspiración.

Dedico unas palabras de agradecimiento también para mi familia, la que tiene que soportar mis ausencias para que yo pueda estudiar, estructurar, escribir, y validar en la práctica, mis tratamientos.

Sin duda es un reto para ellos, y para mí…

Por último, agradezco a todos mis pacientes, especialmente a los que han compartido conmigo sus testimonios, no imaginan la alegría que me reporta siempre que recibo un mensaje, una foto, o un video, donde comparten sus evoluciones y como se liberaron de la diabetes mellitus.

A todos, un apretado abrazo.

#yosoylibredecomplicaciones

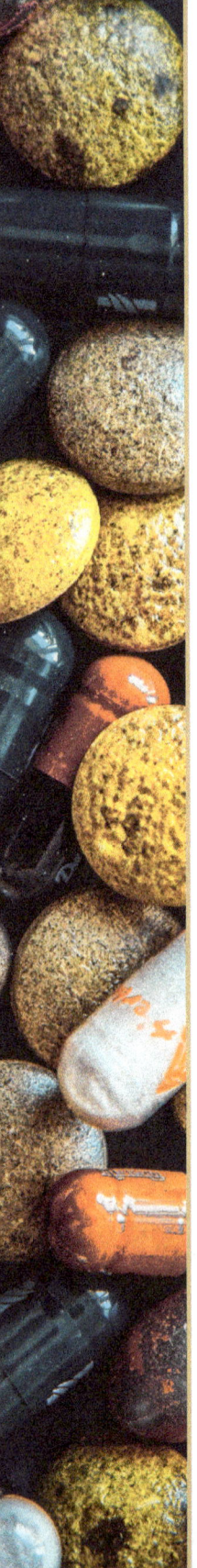

#yosoylibredecomplicaciones

Por qué debes leer este

LIBRO

¿Alguna vez te has preguntado por qué cada vez tienes más síntomas y necesitas tomar más medicamentos?

La Diabetes Mellitus (DM) es, infelizmente, una amenaza que no puedes permitirte ignorar.

Esta enfermedad silenciosa afecta e limita la vida de personas de todas las edades y orígenes, sin discriminación.

En este mismo momento, mientras lees estas palabras, decenas de síntomas sigilosos, limitaciones devastadoras y complicaciones agudas y crónicas, están al acecho en las sombras, listas para irrumpir en tu vida.

POR QUÉ DEBES LEER ESTE LIBRO

DATOS IMPACTANTES

De acuerdo con la Organización Mundial de la Salud (OMS), la DM está entre las primeras causas de muerte a escala global.

Cada año, infelizmente, millones de personas en todo el mundo son víctimas de esta enfermedad. Las estadísticas son inquietantes, por no decir tristes, y la realidad es preocupante.

Cifras mundiales que maneja la World Diabetes Foundation señalan que:

- Cada 7 segundos muere una persona por complicaciones de la DM.

- Según el Atlas de la Federación Internacional de Diabetes, en el 2021 murieron 6,7 millones de personas en todo el mundo por causa de esta enfermedad.

- El riesgo de las personas con DM de desarrollar una úlcera en el pie es del 34%.

- Cada 20 segundos a uma persona con DM le es amputado un miembro.

- Es la principal causa de ceguera en personas de 40 a 74 años, de amputaciones de extremidades inferiores y de enfermedad renal crónica.

- Es la segunda causa de discapacidad en la región, sólo precedida por la cardiopatía isquémica.

- La DM triplica el riesgo de muerte por enfermedad cardiovascular, enfermedad renal o cáncer.

Estas cifras no son meros números, son vidas rotas y sueños truncados y existe una gran posibilidad de que, si no tomas el camino correcto, algún día pases a formar parte de esta triste estadística.

#yosoylibredecomplicaciones

Infelizmente hasta hoy hiciste todo lo "correcto":

Tomaste los medicamentos que te indicaron, fuiste a las consultas con tu médico donde, frecuentemente no te escuchan y eres maltratado, hiciste centenas de exámenes, y nunca experimentaste mejoría, todo lo contrario, continuas viendo como cada día estás peor y como gastas tu dinero en medicamentos, médicos, etc., y tu salud y vitalidad se desvanecen cada día que pasa.

PERO AQUÍ ESTÁ LA BUENA NOTICIA:

¡Todavía tienes una oportunidad de vencer esta enfermedad!

En las páginas de este libro descubrirás un poderoso método, 100% eficaz, para revertir definitivamente, siempre que apliques con disciplina y perseverancia el método, el daño causado por la diabetes mellitus.

En los próximos capítulos te es revelado el camino hacia la salud, la vitalidad y la libertad que, seguramente, hasta hoy has estado buscando incansablemente.

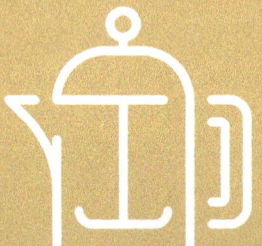
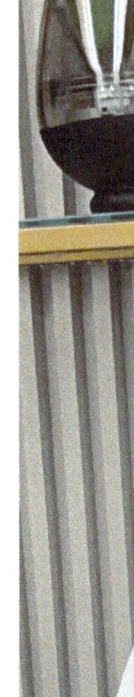

POR QUÉ DEBES LEER ESTE LIBRO

Cada día que pasa, sin revertir el daño causado por esta enfermedad, el riesgo de complicaciones agudas y crónicas aumenta. ¡No puedes permitirte esperar más!

No te arriesgues a convertirte en otra triste estadística. Es el momento de retomar el control de tu destino y cambiar el curso de tu vida, antes de que sea demasiado tarde.

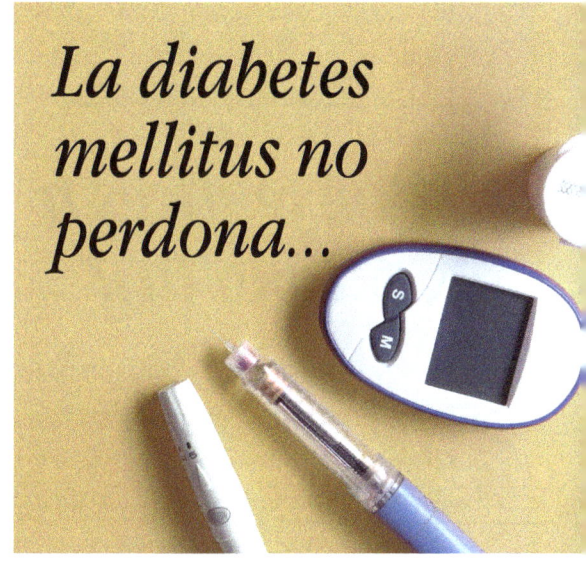

La diabetes mellitus no perdona...

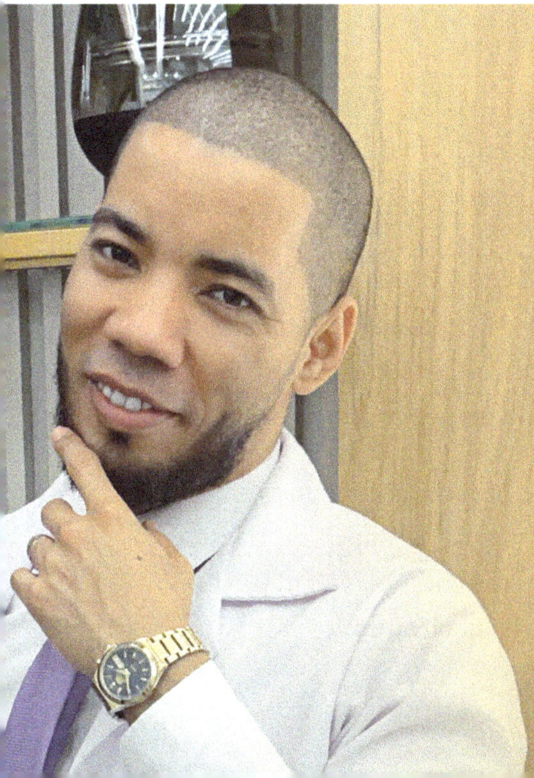

Con más com más de *12 años de experiencia* como médico y naturópata, he visto de cerca el sufrimiento de las personas diabéticas pero, sobre todo, he tenido la oportunidad de ayudar a *miles de personas* a transformar sus vidas y evitar las terribles complicaciones de esta enfermedad devastadora.

#yosoylibredecomplicaciones

Ahora quiero que cierres los ojos y te imagines que tienes 10 años más y que tu situación de salud, como hasta hoy, continuó empeorando.

¿Qué te dices a ti mismo (a)?

¿Cómo te sentirías si, al mirar hacia atrás en tu vida, tuvieras que lamentar no haber tomado la decisión de leer este libro y de aplicar las simples, pero poderosas, recomendaciones que te comparto aquí?

La oportunidad está ante ti, pero solo tú puedes decidir si la vas a tomar o dejar pasar.

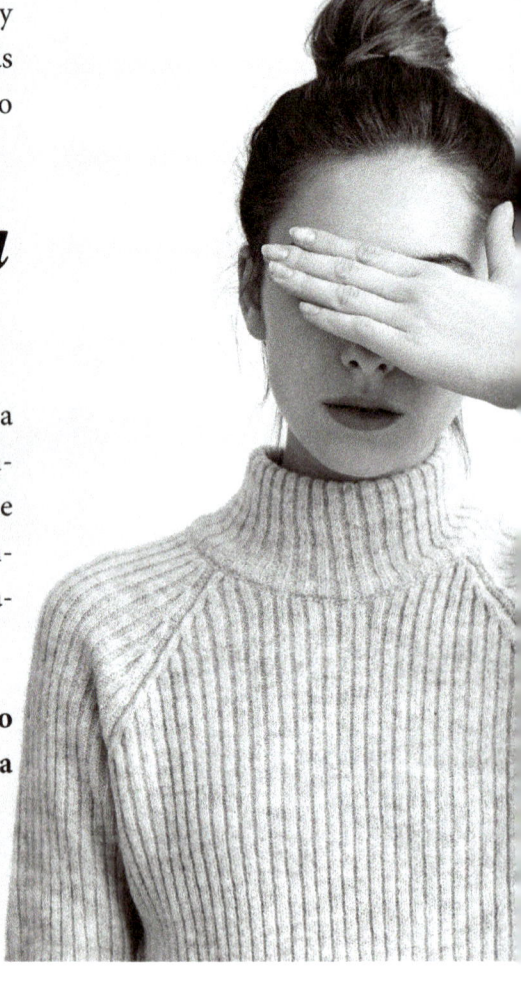

La DM no perdona la inacción, mucho menos el pensamiento de que *"a mi no me va a pasar nada"*; las consecuencias de no tomar el control de su salud, infelizmente, pueden ser catastróficas.

Pero tengo la certeza de que, si has llegado hasta aquí, es porque tu deseo de ser libre de esta enfermedad te impulsa a transitar nuevos caminos para descubrir cómo vencer esas terribles cadenas que te atan, y no te permiten vivir a plenitud.

Este libro, o mejor dicho, el contenido que te comparto en este libro, tiene el poder de cambiar radicalmente tu destino así como ya ayudó a miles de personas, es simplemente una cuestión de hacer la elección correcta.

Sufrir, día y noche, con esta enfermedad no tiene por qué ser tu destino, por eso quiero que aceptes mi ayuda y que *vivas una Vida Plena.*

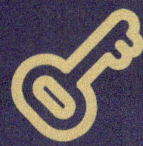

Aplicando las recomendaciones de este libro vas a descubrir lo simple que es recuperar el control de tu salud y vivir la vida que te mereces, no tenemos tiempo que perder…

Te invito a que gires la página, una y otra vez, pues te serán revelados los secretos, mejor guardados a 7 llaves, para liberarte de la sombra de la diabetes.

Es tu vida la que está en juego y sé que vas a hacer la elección correcta.

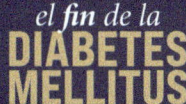

CONSEJOS
del Dr. Quesada

1. Lee el libro completo, anota tus dudas y consulta todo lo que te resulte difícil de entender en Internet, con tu familia o, preferiblemente, con tu médico.

2. Comprométete, contigo, y con tu familia, a realizar las indicaciones de este libro por, por lo menos, 30 días sin dar disculpas.

3. Si no lo tienes, compra un Glucómetro y las tirillas para realizar el control de la glicemia.

4. Compra los alimentos para preparar las recetas indicadas por horarios específicos del día.

5. Comienza a realizar las Recomendaciones Díarias, no importa que no tengas todos los productos, comienza con el Té Normoglicemiante y el Jugo de Pepino, luego vas incorporando el resto de las indicaciones.

6. Evita comer alimentos que se clasifican como prohibidos.

7. Realiza los 3 controles diarios recomendados para que seas consciente de tu evolución.

   - Control de la Glicemia;
   - Control de las Recomendaciones Díarias;
   - Control de la Evolución de los Síntomas.

8. Por último, mantén, siempre, este libro cerca de ti como si fuera tu segunda Biblia, pues dominando, y colocando en práctica, las recomendaciones que te propongo, tengo la certeza de que serás libre de síntomas, medicamentos, riesgos y complicaciones, garantizando la vida que te mereces y que merece tu família.

Un Grande Abrazo
Dr. Alden J. Quesada

La Trifulca que CAMBIÓ LA HISTORIA

La Bacteria vs **El "Terreno"**
Louis Pasteur vs **Claude Bernard**

En el siglo XIX se produjo un trascendental debate en el campo de la medicina.

Por una parte, Louis Pasteur, renombrado científico francés, defendía que *"la enfermedad se debía a la entrada en el cuerpo de microorganismos (virus y bacterias), los cuales alteraban el funcionamiento de los órganos y los tejidos"*.

Por otro lado, Claude Bernard, también científico francés, pero menos famoso que Pasteur, defendía que *"la enfermedad se producía por un estado defectuoso o débil del terreno-nuestro cuerpo-"*.

La mayoría de las corrientes científicas apoyaron la tesis de Pasteur de que era más importante el microorganismo que *"el terreno -nuestro cuerpo-"*.

Pero, para sorpresa de todos, poco antes de morir Pasteur reconoció con su ya famosa frase que Claude Bernard tenía razón: *"El agente no es nada. El terreno lo es todo"*.

> **NOTA DEL AUTOR:**
>
> *Este artículo lo leí, por primera vez cuando yo tenía 17 años, en la casa del profesor Rafael Milanés Santana y él lo había titulado más o menos así: "La trifulca que cambió la historia".*
>
> *En esa época yo no sabía absolutamente nada de medicina pero, mi admiración por él, que trabajaba junto con mi padre, creció sobremanera hasta convertirse en un poderoso acicate para adentrarme en el maravilloso mundo de la medicina y de las terapias naturales.*
>
> *Hoy está comprobado que lo más importante es el estado del cuerpo, de homeostasis, de equilibrio, de funcionamiento, y es por eso que, cuando estimulamos el proceso de desintoxicación corporal de la manera correcta, podemos revertir los síntomas, disminuir las dosis de medicamentos y evitar las complicaciones de la mayoría de las enfermedades.*
>
> *Gracias Milanés por la riqueza de conocimientos que compartiste conmigo, un ceñido abrazo...*

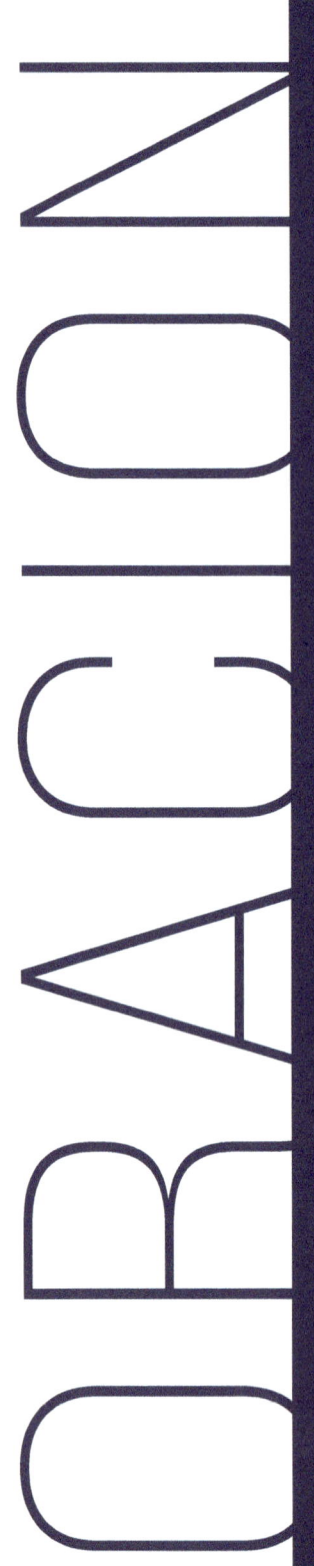

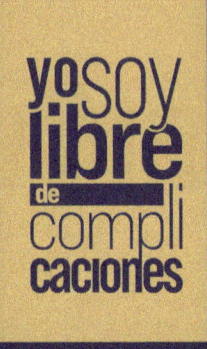

Pedido Especial

Ahora quiero que prestes mucha atención, porque voy a hacerte un pedido especial.

Algo que quiero que forme parte de tu vida y que estés absolutamente seguro (a) de que te traerá un cambio y una libertad que nunca imaginaste.

Todos los días, al despertar y antes de dormir, haz la Oración **"Yo Soy Libre de Complicaciones".** Es muy poderosa y te generará un estado de bienestar y confianza transformador.

Esta oración sirve como un recordatorio de tu compromiso con tu salud y tu voluntad de vivir muchos años, libre de síntomas, riesgos y complicaciones.

¿Cómo hacerla?

Cada mañana, antes de levantarte de la cama y antes de cerrar los ojos para dormir, repite la Oración.

Te recomiendo que programes un recordatorio en tu teléfono para no olvidar hacer la Oración.

Mi Oración

Yo [tu nombre], declaro, con todas las fuerzas de mi corazón y apoyado (a) en mis deseos de vivir libre de síntomas, medicamentos, riesgos y complicaciones, que aplicaré el método "El fin de la Diabetes Mellitus".

El Método me acompañará durante toda mi vida y me brindará la tranquilidad y seguridad que yo merezco y que merece mi familia.

Declaro que Yo Soy Libre de Complicaciones
Yo Puedo. Yo merezco. Yo consigo.

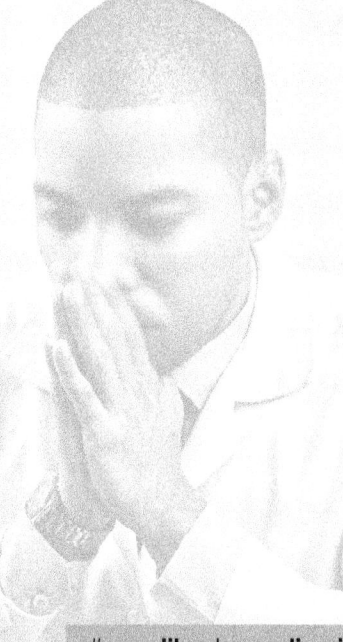

#yosoylibredecomplicaciones

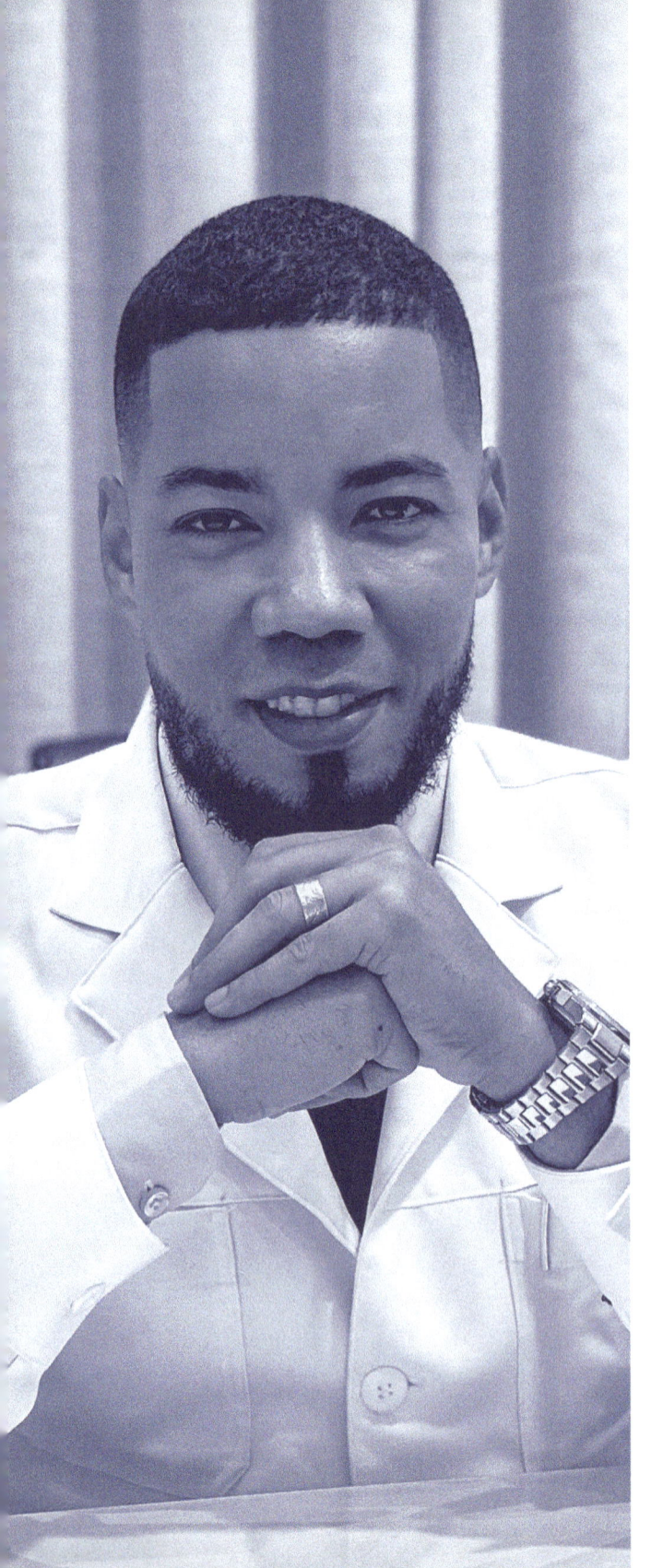

QUIEN SOY YO

Alden J. Quesada

Después de perder a varios de sus familiares más queridos debido a las complicaciones de la diabetes mellitus, el Dr. Alden J. Quesada dedicó los últimos 12 años de su vida profesional a ayudar a personas con esta enfermedad.

El Dr. Quesada, como es conocido por sus alumnos y pacientes, es el creador de los métodos "El Fin de la Diabetes Mellitus", "Diabetes Mellitus. El fin de las complicaciones" y "Venciendo la Diabetes Mellitus en familia".

Ha transformado y salvado la vida de miles de personas díabéticas en más de 71 países (incluyendo Brasil, Estados Unidos, España, México, Colombia y Chile), ayudándoles a ser libres de síntomas, de medicamentos, riesgos y complicaciones, con la aplicación de sus protocolos de tratamiento naturista.

Profesor, investigador científico, escritor, apasionado por la buena música y los cachorros, especialmente para la raza Golden Retriever, inicialmente estudió Historia Universal.

Como dato curioso, comenzó a incursionar en el mundo de las terapias naturales desde su adolescencia, bajo la influencia de su padre, quien fue un reconocido médico naturópata.

Después de la muerte de su padre, decidió recomenzar sus estudios en la carrera de Medicina, siguiendo ejemplo y honrando el legado de su progenitor, graduandose de Medicina en el año 2011 y de especialista en Cardiología en el 2016 (Cuba).

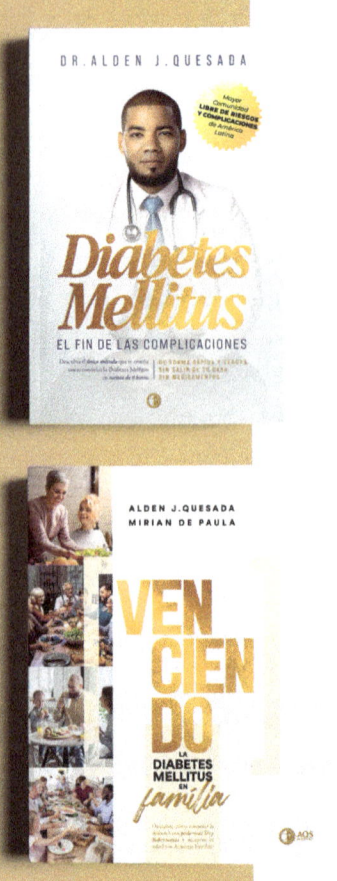

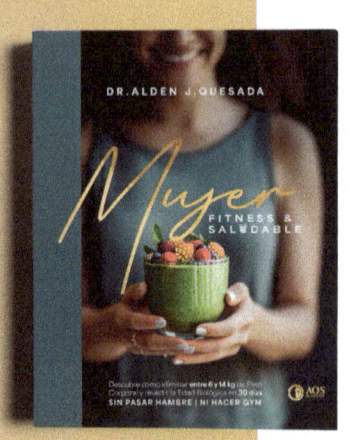

Con experiencia de trabajo en 4 países de América Latina, incluida la amazonía venezolana y Cusco (Perú), conoció y vivió la pobreza y la falta de recursos de salud para la mayoría de los enfermos, experimentando díariamente el dolor y el sufrimiento de las personas díabéticas.

Sus investigaciones sobre obesidad, diabetes mellitus y enfermedades asociadas, fueron publicadas en varios congresos y revistas científicas.

En la formación del Dr. Quesada como cardiólogo y naturista, participaron varias figuras de prestígio, como su padre, el Dr. Eulogio Quesada, el Dr. Delfín Rodríguez Leyva, cardiólogo — líder mundial en la investigación de nutracéuticos —, y el profesor Rafael Milanés Santana, autoridad de referencia en el uso medicinal de las plantas y en macrobiótica.

También ha recibido premios nacionales, e internacionales, por su contribución al estudio y control de enfermedades crónicas con métodos 100% efectivos, libres de riesgos y efectos secundarios.

La misión del profesor Quesada es reducir la mortalidad relacionada con las complicaciones de la diabetes mellitus y enfermedades cardiovasculares.

Para alcanzar este objetivo, fundó el Instituto AQS de Terapias Naturales y la mayor y única comunidad de personas díabéticas libres de síntomas, riesgos y complicaciones de América Latina.

Mi misión es que nunca más se pierda una vida por complicaciones de esta enfermedad y fue por eso que idealicé, creé y cuido con toda mi energía, del movimiento:

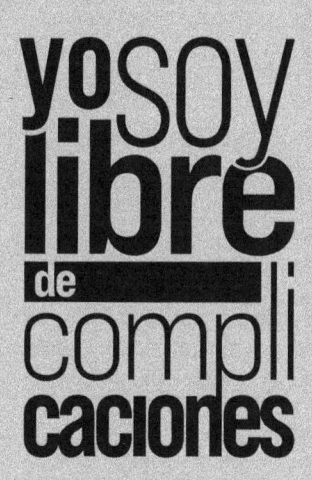

yo soy libre de complicaciones

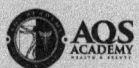

PRÓLOGO

¿Son las terapias naturales el vehículo para tratar la diabetes mellitus?

Con el libro "El fin de la Diabetes mellitus", el Dr. Alden J. Quesada introduce un novedoso método que abre nuevas vías de tratar una compleja condición médica considerada una causa mayor de ataques al corazón, ataques cerebrales, fallo renal, amputaciones de miembros inferiores y ceguera.

El Dr. Quesada es un reconocido cardiólogo entrenado en el tratamiento de enfermedades cardíacas y metabólicas.

Él, convierte su experiencia como cardiólogo brillante en una nueva dimensión de manejo del paciente, que evita el uso de la medicina occidental para tratar de manera exitosa la diabetes mellitus.

Los tratamientos modernos para la diabetes mellitus son costosos y llevan aparejados efectos secundarios importantes.

Existe una demostrada asociación entre la diabetes mellitus y las enfermedades cardíacas, y la experiencia del profesor Quesada, ha permitido introducir un nuevo método que se enfoca en el uso de los efectos beneficiosos de las terapias naturales en el tratamiento de la diabetes, con el potencial de impactar positivamente millones de vida a nivel mundial.

Delfin Rodríguez Leyva
MD, Ph.D, FRCPC, FAHA.
Profesor de Cardiología
MHC. Toronto. ON. Canadá

El método propuesto, y comprobado científicamente por el profesor Quesada, se origina de un conocimiento profundo de la fisiología y fisiopatología de esta condición, y se aprovecha del uso de plantas, frutas y productos naturales para modificar la señalización interna de la enfermedad en nuestro cuerpo.

El uso de tan novedosa terapia permite tratar la diabetes de forma 100% natural y tiene como objetivo controlar la enfermedad y evitar sus complicaciones.

Las vías propuestas para realizar la desintoxicación corporal son:

1. Aporte de los nutrientes necesarios para el correcto funcionamiento celular;

2. Estimulación de los mecanismos naturales de eliminación de sustancias tóxicas del cuerpo como los radicales libres y productos finales de glicación.

Los pacientes, y los profesionales de la medicina, encontrarán en este libro una excelente fuente de conocimiento para controlar la diabetes y evitar sus complicaciones.

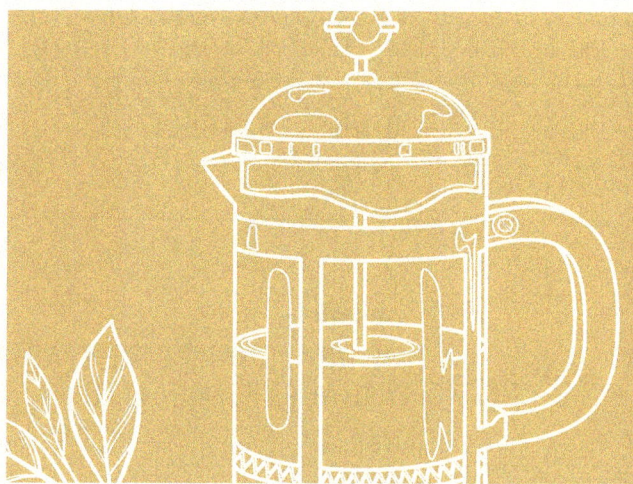

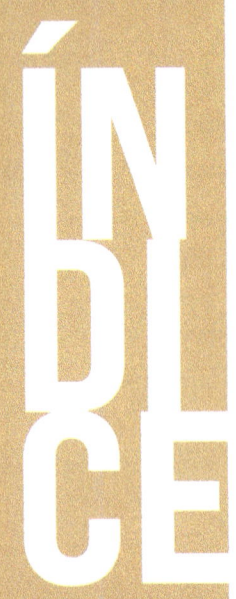

ÍNDICE

capítulo 1
INTRODUCCIÓN
029

capítulo 2
CONCEPTOS
GENERALES
039

capítulo 3
TERAPIAS NATURALES EN
EL TRATAMIENTO DE LA
DIABETES MELLITUS
057

capítulo 4
IMPORTANCIA DE LA
ALIMENTACIÓN SALUDABLE
EN LA REVERSIÓN DE LA
DIABETES MELLITUS
077

capítulo 5
COMPULSIÓN ALIMENTARIA
Y DIABETES MELLITUS
095

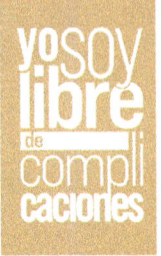

capítulo 6
RECOMENDACIONES
GENERALES
117

capítulo 7
RECOMENDACIONES DÍARIAS
PARA REVERTIR EL DAÑO DE
LA DIABETES MELLITUS
123

capítulo 8
SISTEMA DE
CONTROL
163

capítulo 9
LISTA DE
COMPRAS
181

capítulo 10
RECETAS Y
PROCEDIMIENTOS
189

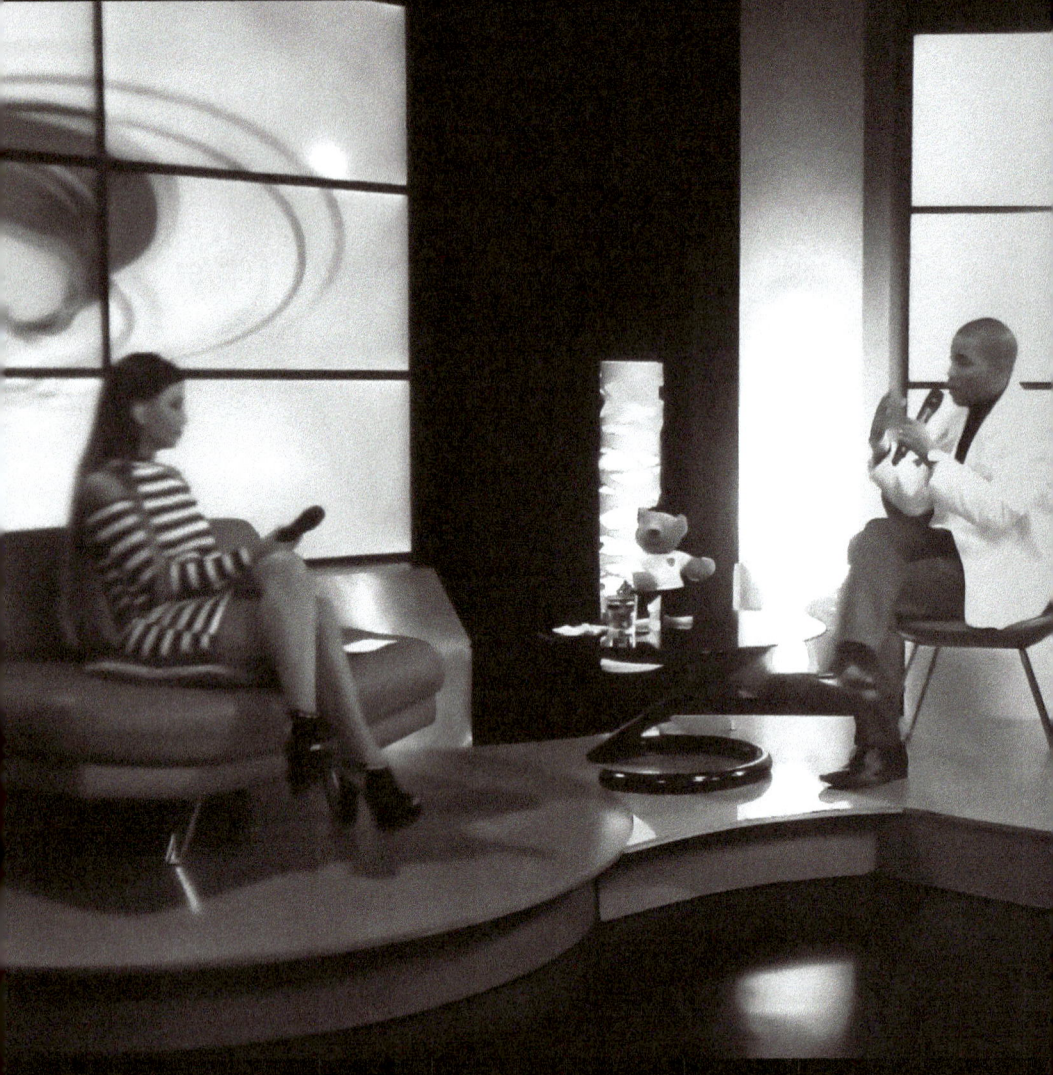

CAPÍTULO 1

INTRODUCCIÓN

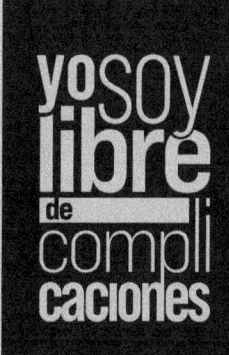

@dr.aldenquesada

el fin de la DIABETES MELLITUS

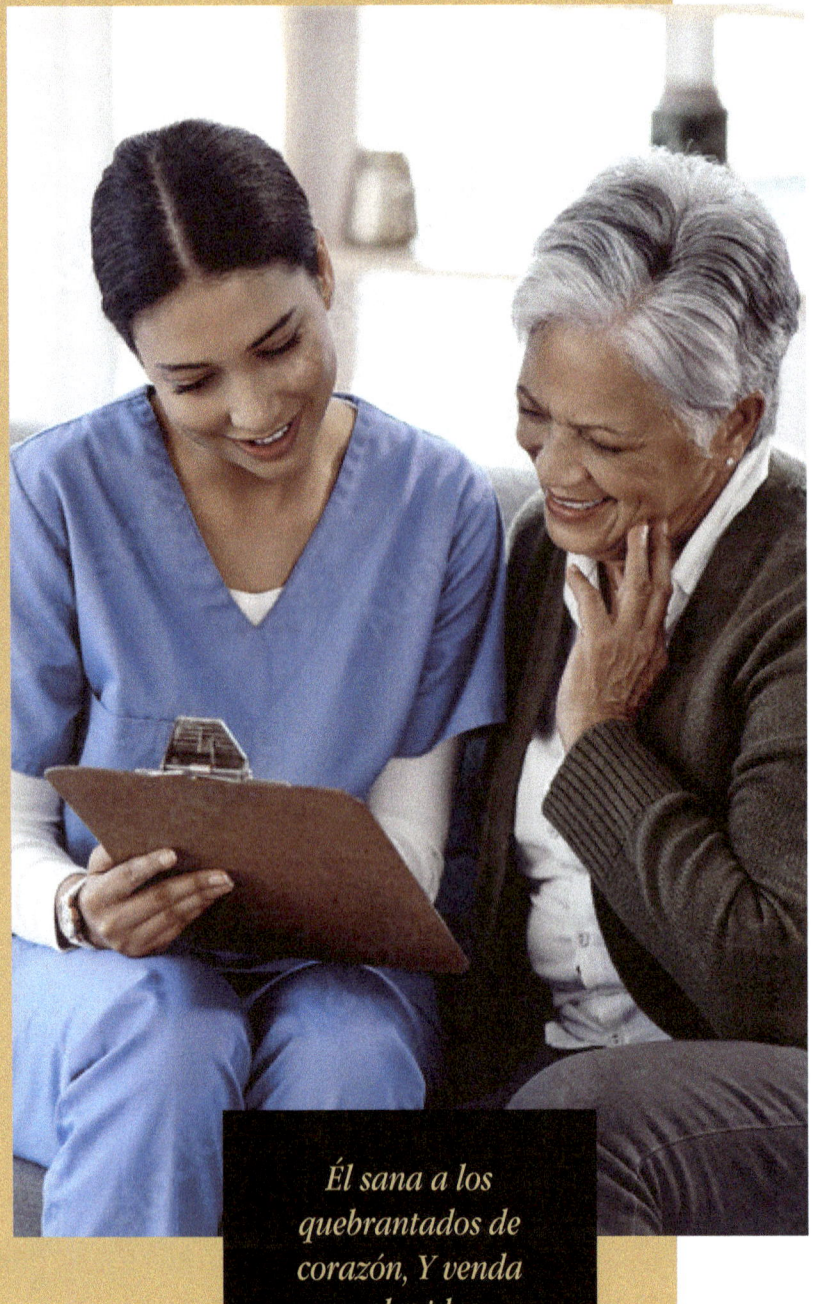

Él sana a los quebrantados de corazón, Y venda sus heridas.

SALMOS 147:3

INTRODUCCION

¿Has sentido alguna vez que la diabetes no solo afecta tu cuerpo, sino también tu alma, te aleja de tus sueños y destruye tus relaciones interpersonales?

La lucha contra la diabetes mellitus ha sido una batalla desafiante y dolorosa para millones de personas en todo el mundo.

Mi experiencia con la diabetes mellitus comenzó mucho antes de yo estudíar medicina y de la peor manera posible –en mi familia-, pues dos primos míos, ambos hermanos, tenían esta enfermedad. No comparto sus nombres por respeto a su memoria.

El mayor de ellos, E.Q., fue perdiendo la visión hasta quedar totalmente ciego y luego las complicaciones llegaron una tras otra: gangrena de los pies con necesidad de amputación progresiva, alteraciones cardiovasculares, etc.

Mi otro primo, el más joven y al cual le tenía especial cariño y admiración, era una de las personas más queridas de su pueblito llamado Minas.

Guardo muchos recuerdos de cuando íbamos a visitarlo frecuentemente los fines de semana. Levantarnos temprano para ir a buscar leche de vaca, directo de la "ubre de la vaca" que, junto con el queso criollo recién procesado y el pan acabado de hornear, eran parte de nuestro ritual matinal.

Nunca conocí a nadie más familiar y que despertara tanto cariño como L.Q., pero la vida y el descontrol de la diabetes mellitus también le jugarían una mala pasada.

Algunos años después, ya cursando los estudios de medicina, una mañana bien calurosa iba yo entrando al hospital donde tenía que pasar visita a mis pacientes y, por una de esas caprichosas "coincidencias" de la vida, la esposa de L.Q. estaba llorando en la entrada del Cuerpo de Guardía médico.

Cuando me vio venir, caminó hacia mí y me dio un abrazo: *"L.Q. murió de un infarto del corazón"*.

Todavía hoy puedo sentir el dolor que experimenté en aquel momento; alguien como él no merecía partir tan temprano.

Vino a mí la imagen de mi padre, que también era médico y por supuesto, el médico de la familia, explicándole cómo debía cuidar de la diabetes y cómo debía tomar los medicamentos disciplinadamente para que no sucediera lo mismo que con su hermano E.Q.

Hoy puedo decir que no fue la diabetes mellitus quien terminó con la vida de mis dos primos. Fue el desconocimiento, con una dosis importante de indisciplina que se conoce como auto sabotaje.

Ellos no siguieron las recomendaciones en la alimentación y mucho menos conocieron los efectos benéficos de las terapias naturales para controlar y revertir el daño renal, neurológico y cardiovascular.

Mi familia nunca fue la misma sin la alegría de E.Q. y L.Q. Siempre voy a estar en gratitud con ellos pues fueron seres humanos extraordinarios.

¡Cómo me gustaría haber tenido, en aquella época, la experiencia que tengo ahora tratando y revirtiendo el daño de la diabetes!

El tercer gran impacto relacionado con la diabetes mellitus, y su injusta forma de arrancar vidas, ocurrió durante mi estancia en la Amazonia Venezolana, en el año 2010, estando de guardia médica en el Centro Médico de Diagnóstico Integral de Puerto Ayacucho.

Estaba cayendo ya la noche, la guardia había estado tranquila hasta aquel momento, pero no imaginábamos que todo estaba presto a cambiar en algunos instantes.

De repente percibimos que la ambulancia estaba entrando aceleradamente al centro y, cuando el paramédico abrió las puertas, lo primero que dijo fue: *"esta muchacha está muy grave"*.

Nunca voy a olvidar esas palabras…

No recuerdo el nombre de la joven, pero sí que la madre nos contó que tenía 16 años y diagnóstico de Diabetes Mellitus Tipo 1.

Ella era insulino-dependiente y hacía 2 días que en el lugar donde ellas vivían, un pueblo llamado Maroa, no había insulina ni forma de salir de allá pues el río estaba crecido y los barcos no conseguían llegar.

La presencia de una complicación aguda de la diabetes llamada cetoacidosis era evidente.

La historia de la falta de insulina, el patrón respiratorio, hálito bucal y los exámenes de laboratorio confirmaron el diagnóstico.

Rápidamente realizamos las correcciones pertinentes con una agilidad y carga de adrenalina que no recuerdo nunca antes haber experimentado y, en menos de 2 horas, ya la joven se encontraba fuera de peligro, hidratada, con recuperación de la consciencia y normalización de los parámetros clínicos.

Había respondido muy bien a la terapéutica y nosotros estábamos felices y confiados con su evolución ¡Estaba viva por un milagro!

Como era menor de edad, era nuestra responsabilidad, luego de estabilizarla, remitirla para el único hospital público de la ciudad, el José Gregorio, y así lo hicimos.

Lo que no imaginábamos que algo terrible acontecería en las próximas horas y nosotros nunca lo previmos…

Al día siguiente, en la entrega de la guardia, fuimos informados que la joven había muerto en el hospital. En ese momento la causa del fallecimiento, para nosotros, era evidente: falta de atención médica adecuada.

No consigo imaginar el dolor de la madre de la joven en ese momento pues, cuando salió de nuestro centro, se despidió de nosotros alegre y agradeciendo por el ¨milagro¨ de salvar a su hija.

INTRODUCCION

Años más tarde, luego de formarme como cardiólogo e intensivista, tuve la oportunidad, y el desafío, de transformar la vida de miles de personas diabéticas en cuatro países de América Latina, tanto en consulta, como en la atención al paciente grave, donde se debaten entre la vida y la muerte.

A partir de ese momento, ayudar a las personas diabéticas a recuperar su vida y su salud se convirtió en mi Misión de Vida.

Puedo compartir muchas más historias pero hay una que quiero que nunca olvides: ni uno solo de mis pacientes, tratados con mis métodos, murió por Covid-19.

Hoy puedo decir con orgullo que mis conocimientos, y la confianza que depositaron en mí quienes aplicaron mis métodos, modificaron la triste estadística de esta terrible epidemia.

Todos los días miles de personas con esta enfermedad mueren y lo peor es que, como se ha comprobado en varios estudios científicos, la mayoría de estas muertes son potencialmente EVITABLES.

Es un hecho comprobado que millares de personas con diabetes se tornan pacientes habituales de los hospitales y las complicaciones llegan unas tras otras.

Sus vidas dejan de pertenecerles, se han convertido en "rehenes de su enfermedad" y el dolor y el sufrimiento los separa, cada día más, de una vida plena y feliz.

#yosoylibredecomplicaciones

Lo que voy a decirte ahora puede resultar contraproducente pero quiero que sepas que *la diabetes mellitus no es un enemigo, todo lo contrario, es un poderoso amigo que, entendido de la forma correcta, te ayuda a encontrar tu Misión de Vida y es tu responsabilidad entender, y acoger, los cambios que debes hacer en tu vida con amor y resiliencia.*

Nada justifica colocar tu vida en peligro; tienes el poder de hacer las elecciones correctas y de comenzar a vivir una vida plena y sin limitaciones.

La buena noticia es que las complicaciones, agudas y crónicas , de la diabetes mellitus, pueden convertirse en temores del pasado. Si dominas lo que te revelo en este sencillo, pero poderoso, libro, aprenderás cómo revertir los síntomas, reducir las dosis de los medicamentos y ser libre de las complicaciones.

Al convertirte en tu propio terapeuta, aprenderás cómo salir del peligro y recuperar la confianza y el autocontrol.

Después de leer este libro y aplicar mis métodos, la responsabilidad de tu salud está en tus manos. Haz buen uso del conocimiento que estoy compartiendo contigo y vamos juntos en este viaje sonriéndole a la vida.

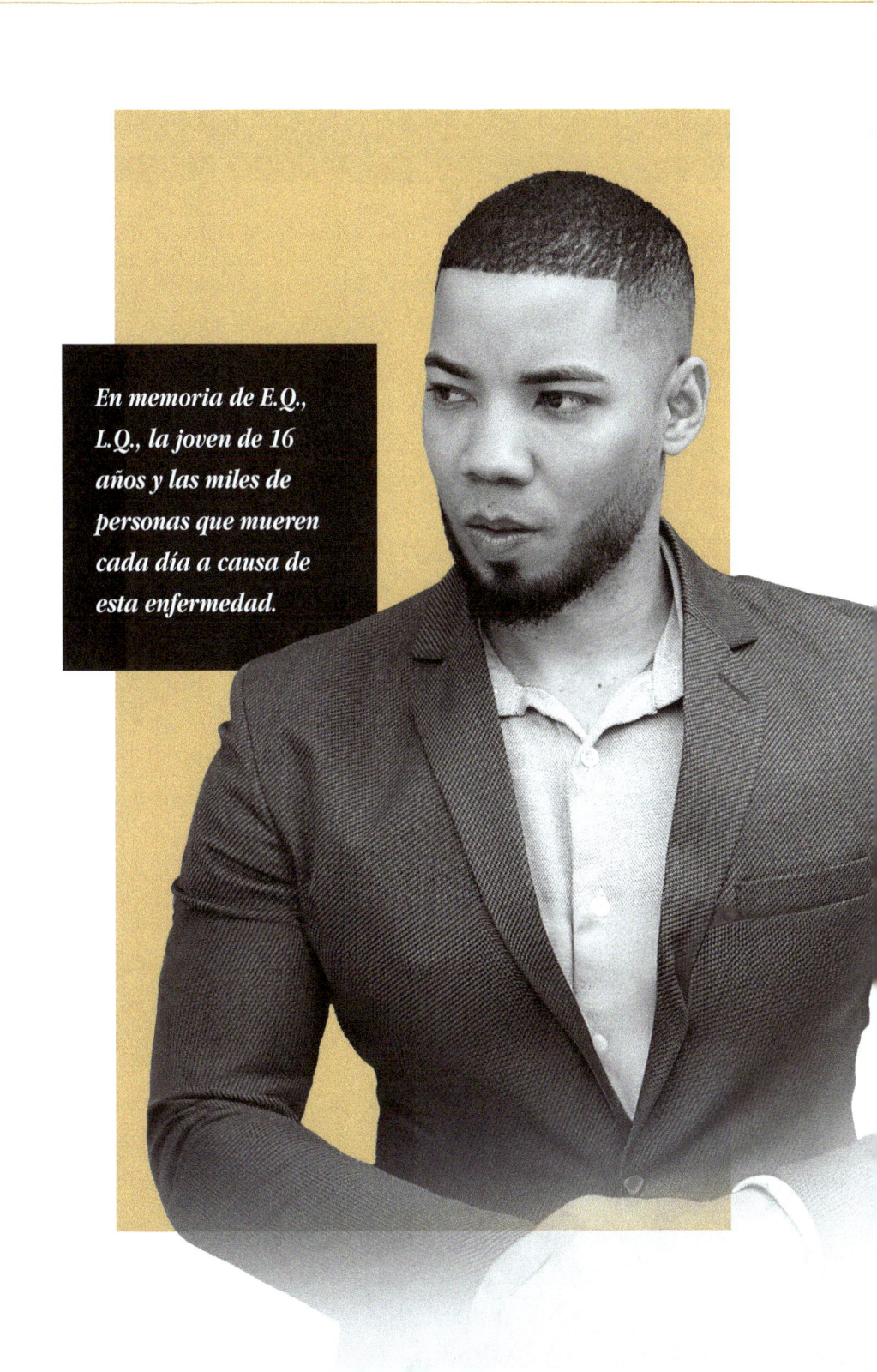

En memoria de E.Q., L.Q., la joven de 16 años y las miles de personas que mueren cada día a causa de esta enfermedad.

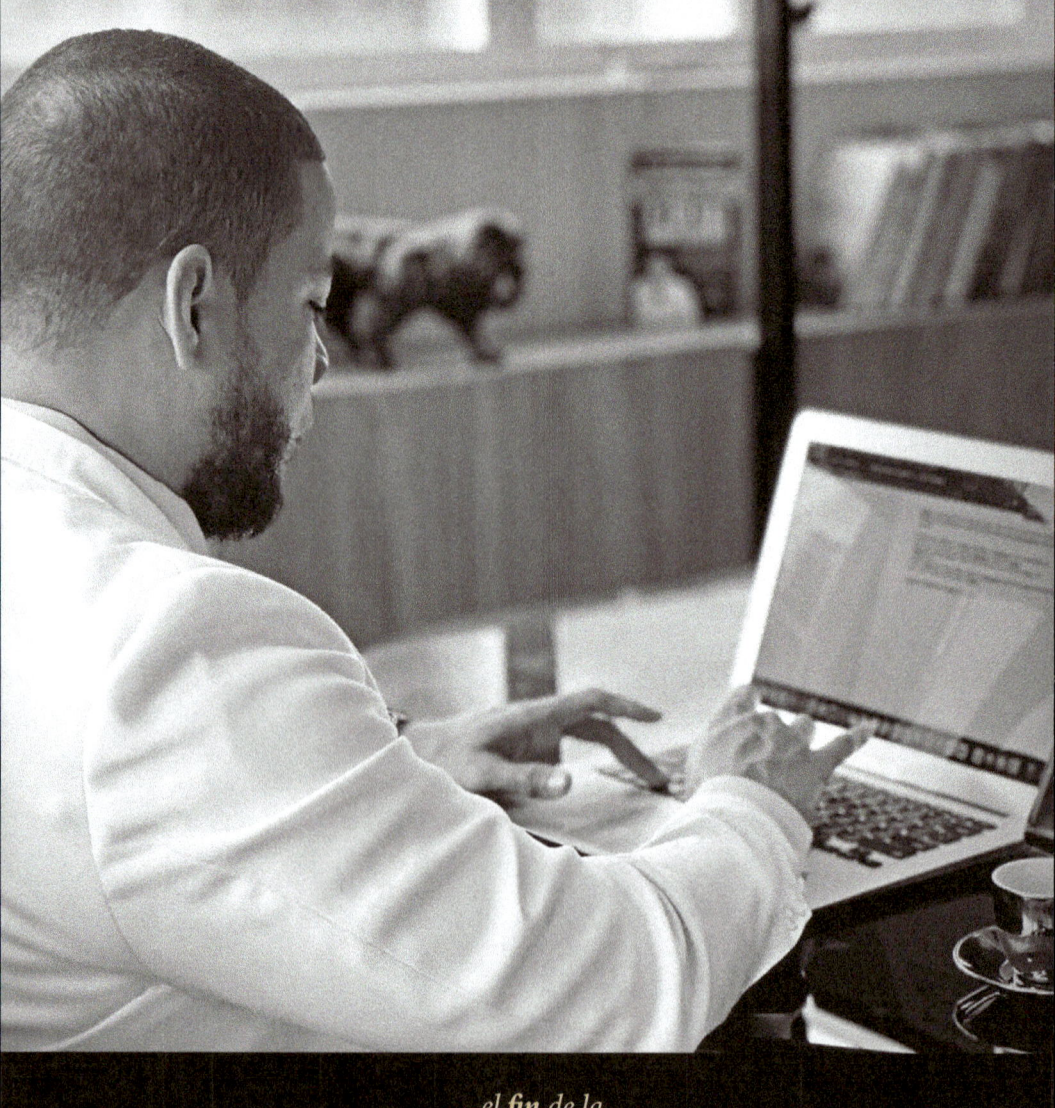

el fin de la
DIABETES MELLITUS

CAPÍTULO 2

CONCEPTOS GENERALES

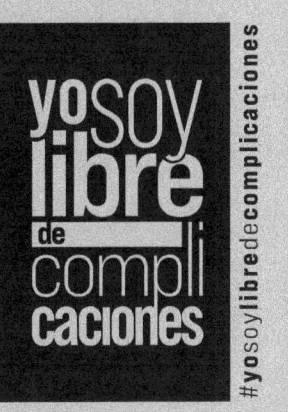

yosoy libre de complicaciones

#yosoylibredecomplicaciones

@dr.aldenquesada

el fin de la DIABETES MELLITUS

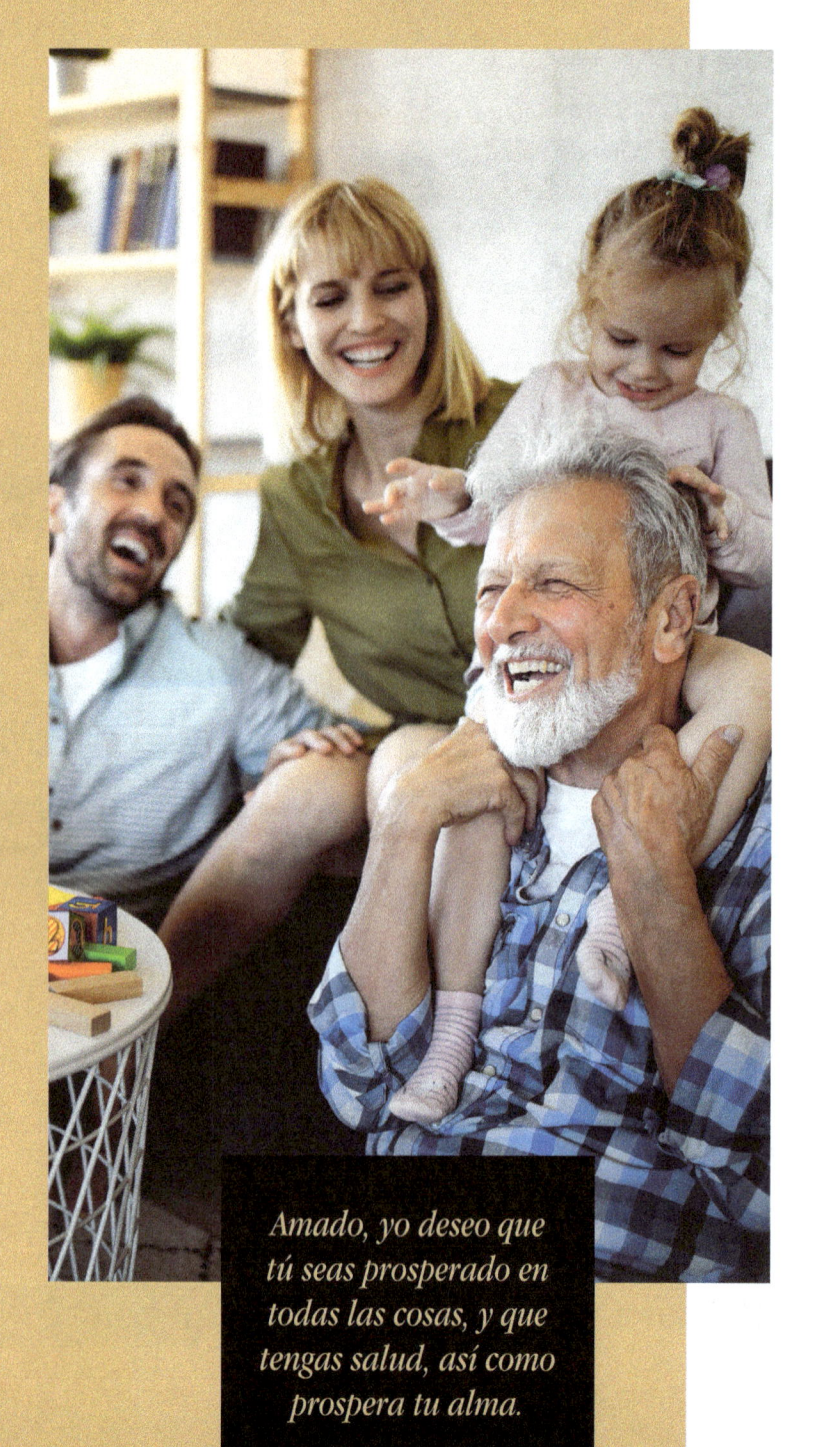

> *Amado, yo deseo que tú seas prosperado en todas las cosas, y que tengas salud, así como prospera tu alma.*
>
> 3 JUAN 1:2

Diabetes MELLITUS

La diabetes sacarina o diabetes mellitus -que aquí denominaremos, para simplificar, «diabetes»-, es una enfermedad crónica que se presenta cuando el páncreas no secreta suficiente insulina (déficit), o cuando las células del cuerpo no responden adecuadamente a la insulina que está en la sangre (resistencia), teniendo como resultado que los niveles de azúcar en sangre (glucosa) estén elevados.

Un efecto común de la diabetes no controlada es la hiperglicemia - glicemia elevada*-, que con el tiempo daña gravemente varios órganos y sistemas del cuerpo, sobre todo los nervios y los vasos sanguíneos, aumentando el riesgo de ataques cardíacos, accidente cerebrovascular, alteraciones renales agudas y crónicas, úlceras en las piernas con riesgo de amputación, pérdida de la visión entre otras complicaciones.

Reconocida como una epidemia del siglo XXI, en el año 2020 se calculaba que el 9.3% de los adultos entre 20 y 79 años, aproximadamente 463 millones de personas, vivian con diabetes, y las muertes anuales, por causas evitables, superó los 6,7 millones de personas a nivel mundial.

La DM ocupa la 9na posición entre las enfermedades que causan más pérdida de años de vida saludable.

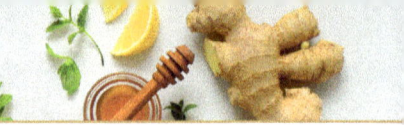

CLASIFICACIÓN DE LA DIABETES MELLITUS

	TIPOS DE DIABETES
1	**DM tipo 1:** **Tipo 1A:** deficiencia de insulina debido a la destrucción autoinmune de las células del páncreas comprobada mediante exámenes de laboratorio; **Tipo 1B:** deficiencia de insulina de causa idiopática.
2	**DM tipo 2:** pérdida progresiva de la secreción de insulina combinada con resistencia a la insulina.
3	**DM gestacional:** hiperglicemia de diversos grados diagnosticada durante la gestación, con ausencia de criterios de DM anterior.
4	**Otros tipos de DM:** Síndromes monogénicos (MODY); Diabetes neonatal; Secundaria a endocrinopatias; Secundaria a enfermedades del páncreas exocrino; Secundaria a infecciones; Secundaria al consumo de medicamentos.

*DM: diabetes mellitus; MODY: maturity-onset diabetes of the young.
Adaptado de la Asociación Americana de Diabetes, 2020.

DIABETES MELLITUS TIPO 1

La diabetes mellitus tipo 1 (DM1) es más común en niños y adolescentes, y se caracteriza por la deficiencia severa de insulina secundaria a la destrucción grave de las células beta (ß) del páncreas, generalmente debido a causas autoinmunes**.

La presentación clínica se caracteriza por la tendencia a desarrollar complicaciones agudas como Cetoacidosis*** y Coma****, lo que requiere terapia con insulina desde el momento del diagnóstico.

Síntomas frecuentes en el momento del diagnóstico

- Ganas frecuentes de orinar (poliuria);
- Hambre constante (polifagia);
- Sed excesiva (polidipsia);
- Pérdida de peso o falta de aumento de peso;
- Debilidad;
- Fatiga;
- Náuseas;
- Vómitos;
- Nerviosismo;
- Cambios de humor;
- Pérdida de la conciencia.

✎ Nota del Autor

*Hiperglicemia: ocurre cuando el nivel de glucosa en la sangre está elevado, por encima de los valores establecidos como normales. La principal causa de este aumento de la glicemia en la sangre es la diabetes.

**Enfermedades Autoinmunes: ocurren cuando el sistema inmunológico no funciona correctamente y ataca las propias estructuras del cuerpo, en lugar de defenderse de elementos extraños o peligrosos, como virus, bacterias y parásitos. Por motivos que, generalmente no son identificados, nuestro sistema inmunológico "confunde" las células del cuerpo como agentes invasores y comienza a destruirlos.

En el caso de la DM1, el sistema inmunológico ataca las células sanas de nuestro propio cuerpo, específicamente las células Beta (ß) del páncreas responsables de producir insulina, desarrollando grandes cantidades de autoanticuerpos contra estas células.

***Cetoacidosis Diabética: es una complicación que surge directamente de la hiperglicemia, es decir, de la concentración excesivamente alta de glucosa en la sangre y baja en el interior de las células, lo que provoca la formación de sustancias dañinas llamadas cuerpos cetónicos.

****Coma: es una condición en la que hay una reducción, o pérdida, del nivel de conciencia, la persona parece estar dormida, no responde a los estímulos del entorno y no muestra conciencia de sí misma.

DIABETES MELLITUS TIPO 2

La diabetes mellitus tipo 2 (DM2), anteriormente conocida como diabetes no insulinodependiente -con inicio en la edad adulta-, es el resultado de la falta de insulina (deficiencia parcial en la secreción de insulina por las células beta del páncreas) y/o la incapacidad de la insulina para ejercer adecuadamente sus efectos (Resistencia a la Insulina*). Se manifiesta por niveles elevados de glicemia en la sangre -hiperglicemia-, de forma permanente, y puede ir acompañada de alteraciones en la secreción de otras hormonas.

Es el tipo más común de diabetes, más del 95% de las personas con diabetes tienen este tipo, y en gran parte se debe a factores de riesgo como:

- Padres, hermanos o familiares cercanos con diabetes;
- Obesidad o sobrepeso;
- Pre-diabetes;
- Haber sido diagnosticada con diabetes gestacional o haber tenido un bebé con un peso superior a 4 kg;
- Sedentarismo;
- Estilo de vida inadecuado (fumar, alcoholismo, etc.);
- Hipertensión arterial;
- Colesterol y triglicéridos elevados (estos últimos con mayor riesgo);
- Uso de medicamentos de la clase de los glucocorticoides**;
- Otros factores de riesgo.

*Resistencia a la insulina

Se produce cuando las células de los músculos, la grasa y el hígado, no responden adecuadamente a la insulina y no pueden absorber fácilmente la glucosa de la sangre. Como resultado, el páncreas produce más insulina para ayudar a transportar la glucosa al interior de las células.

La Resistencia a la Insulina generalmente es causada por una combinación de influencias hereditarias, estilo de vida inadecuado y la presencia de enfermedades como la obesidad, la presión arterial alta, el colesterol y los triglicéridos elevados, entre otros.

**Glucocorticoides

También conocidos como corticosteroides o corticoides, son medicamentos potentes derivados de la hormona cortisol- que se produce en la glándula suprarrenal.

Existen varias formulaciones sintéticas de corticosteroides, las más utilizadas son la Prednisona, Prednisolona, Hidrocortisona, Dexametasona y Metilprednisolona.

Signos y síntomas iniciales

Los síntomas pueden ser similares a los de la diabetes mellitus tipo 1, pero generalmente son menos intensos, por lo que puede ocurrir que la enfermedad se diagnostique varios años después de los primeros síntomas, cuando ya han aparecido complicaciones.

La hiperglicemia solo causa síntomas cuando la concentración de glucosa es muy alta, generalmente cuando está por encima de 180 a 200 miligramos por decilitro (mg/dl) o de 10 a 11,1 milimoles por litro (mmol/l).

Los síntomas de la hiperglicemia se desarrollan lentamente a lo largo de varios días, semanas, meses o años. Cuanto más altos son los niveles de glucosa en sangre, más graves pueden ser los síntomas. Sin embargo, algunas personas con diabetes tipo 2, no presentan síntomas durante años, a pesar de tener niveles elevados de glucosa en sangre.

Reconocer los síntomas de hiperglicemia rápidamente, puede contribuir a controlar y revertir el daño ocasionado por la enfermedad de inmediato, evitando la aparición de complicaciones.

Entre los síntomas más frecuentes se encuentran las 5 "P":

- Poliuria (aumento del volumen urinario y frecuencia);
- Polifagia (excesiva sensación de hambre);
- Polidipsia (sed excesiva);
- Pérdida de peso inexplicada;
- Prurito (picazón).

Otros síntomas frecuentes incluyen:

- Fatiga;
- Visión borrosa;
- Dolor de cabeza;
- Heridas que tardan en cicatrizar.

Signos y síntomas evolutivos

Si la hiperglicemia no se trata, pueden ocurrir varias complicaciones agudas. Los signos y síntomas que revelan la posible presencia de una complicación aguda son:

- Mal aliento;
- Náuseas y vómitos;
- Falta de aire;
- Boca seca;
- Pulso débil;
- Desorientación;
- Dolor abdominal;
- Dolor en el pecho;
- Parálisis de una parte del cuerpo y/o de la cara;
- Disminución del estado de conciencia que puede llevar al coma.

DIAGNÓSTICO DE LA DIABETES MELLITUS TIPO 2

Existen varios métodos de laboratorio para diagnosticar la diabetes mellitus y el objetivo siempre es determinar los niveles de glucosa en el plasma, que es un componente de la sangre. Es importante que estos exámenes se realicen en instalaciones especializadas y certificadas para pruebas de laboratorio.

Tenemos 4 pruebas fundamentales para el diagnóstico*:

- Test de Glicemia Plasmática en Ayunas (FPG);
- Test Oral de Tolerancia a la Glucosa (TOTG);
- Test Aleatorio de Glucosa Plasmática;
- Test de Hemoglobina Glicosilada - o glicada- (HbA1c).

*Adaptado de la Asociación Americana de Diabetes, 2020.

Test de Glicemia Plasmática en Ayunas (FPG)

Es el más utilizado para diagnosticar la diabetes debido a que es de fácil aplicación y tiene un bajo costo.

Esta prueba mide los niveles de glucosa en sangre en ayunas. Es importante asegurarse de estar en ayunas, es decir, no haber comido ni bebido nada, excepto agua, durante, al menos 8 horas, antes de la prueba.

Este examen se realiza por la mañana, antes del desayuno.

Importancia: para detectar la presencia de diabetes o prediabetes.

Diagnóstico

- **Normal:** menos de 100 mg/dl.
- **Prediabetes:** glicemia entre 100 mg/dl y 125 mg/dl (sugiere que la persona tiene mayor probabilidad de desarrollar diabetes mellitus tipo 2).
- **Diabetes confirmada:** glicemia igual o superior a 126 mg/dl, confirmada medíante la repetición de la prueba en otro día.

Test Oral de Tolerancia a la Glucosa (TOTG)

Este tipo de examen mide la glucosa en sangre en dos momentos:

1. Después de, al menos, 8 horas de ayuno.
2. Después de la ingestión de un líquido con una cantidad conocida de glucosa (75 gramos).

Importancia: para detectar la diabetes o la prediabetes.

Diagnóstico

- **Normal:** menos de 140 mg/dl.
- **Prediabetes** (también conocida como intolerancia a la glucosa): glicemia entre 140 mg/dl y 199 mg/dl. Esto significa que tienes mayor riesgo de desarrollar diabetes tipo 2.
- **Diabetes confirmada:** glicemia igual o superior a 200 mg/dl, confirmada medíante repetición del examen en otro día.

Test Aleatorio de Glucosa Plasmática

En este examen se analiza la glucosa en sangre, sin tener en cuenta el tiempo desde la última comida, es decir, se realiza en cualquier momento del día.

Importancia: se utiliza para detectar diabetes, pero no la prediabetes.

CONCEPTOS GENERALES

Diagnóstico

Glicemia casual igual o superior a 200 mg/dl en presencia de uno o más síntomas (ver síntomas de la diabetes) confirma la presencia de diabetes.

Test de Hemoglobina Glicosilada - o glicada - (HbA1c)

Los médicos pueden utilizar la prueba de HbA1c sola, o en combinación con otros exámenes, para realizar el diagnóstico. Este test debe realizarse en laboratorios certificados y no es necesario estar en ayunas para su realización.

Importancia: se indica para detectar la presencia de diabetes mellitus y para saber el comportamiento del nível medio de la glicemia durante los últimos 90 días previos a la extracción de sangre.

Diagnóstico

- **Normal:** menos del 5,7%
- **Pre-diabetes:** 5,7% a 6,4%
- **Diabetes confirmada:** 6.5% o más

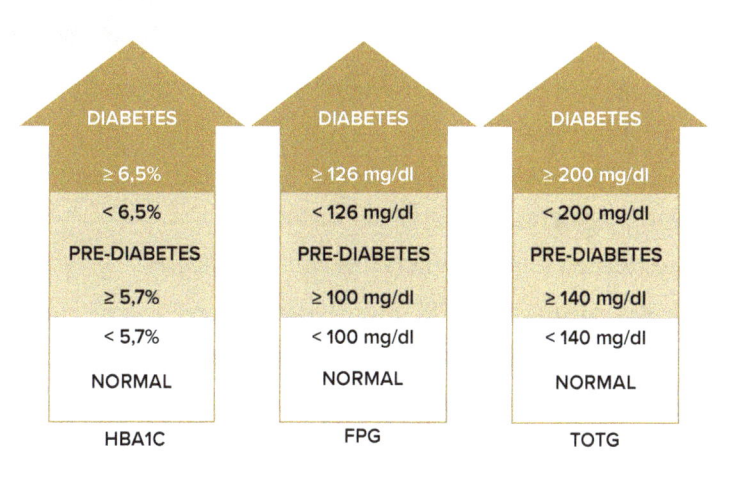

HBA1C	FPG	TOTG
DIABETES ≥ 6,5%	DIABETES ≥ 126 mg/dl	DIABETES ≥ 200 mg/dl
< 6,5% PRE-DIABETES ≥ 5,7%	< 126 mg/dl PRE-DIABETES ≥ 100 mg/dl	< 200 mg/dl PRE-DIABETES ≥ 140 mg/dl
< 5,7% NORMAL	< 100 mg/dl NORMAL	< 140 mg/dl NORMAL

Adaptado de la Sociedad Americana de Diabetes, 2020

#yosoylibredecomplicaciones

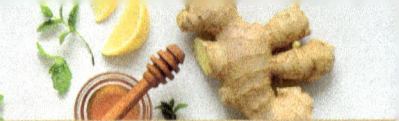

RESUMEN

Clasificación según los valores de la glicemia

	Glicemia en Ayunas (mg/dl)	Glicemia 2 horas (mg/dl)	Glicemia en cualquier momento	HbA1c (%)
Normoglicemia	<100	<140		<5.7
Prediabetes	100 a 125	140 a 199		5.7 a 6.4
Díagnostico de DM	≥126	≥200	>200 com con sintomas inequívocos de hiperglicemia	>6.4
Adaptado de la Sociedad Americana de Diabetes, 2020.				

De acuerdo con la tabla anterior, los criterios diagnósticos para la diabetes (ADA, 2020) son los siguientes:

- **Glicemia en Ayunas:** ≥ 126 mg/dL (sin haber ingerido alimentos en las últimas 8 horas).
- **Glucosa Plasmática a las 2 horas:** ≥ 200 mg/dL durante una Prueba de Tolerancia Oral a la Glucosa.
- **Hemoglobina Glicosilada (HbA1c):** ≥ 6.5%.
- **Glicemia Aleatoria:** ≥ 200 mg/dL con la presencia de síntomas clásicos de hiperglicemia.

Causas de descompensación (picos de hiperglicemia)

Entre las más frecuentes se encuentran:

- Consumo de alimentos con Alto Índice Glicémico;
- Consumo de alimentos con alto contenido de proteínas;
- Aumento de la formación de Radicales Libres y Productos de la Glicación Avanzada (AGEs);
- Estrés y ansiedad por cualquier motivo;
- Usar insulina vencida o en dosis inadecuadas;
- Consumo de ciertos medicamentos como esteroides;
- Presencia de una infección (sangre, dientes, absceso, etc.);
- No tomar los medicamentos hipoglicemiantes (o tomar en dosis incorrectas);
- Descompensación de la insuficiencia de algún órgano (corazón, riñones, hígado, entre otros).

COMPLICACIONES DE LA DIABETES MELLITUS

Las complicaciones de la DM se dividen en dos (2) grupos:

- Agudas
- Crónicas

Complicaciones agudas (ocurren en minutos u horas y pueden ser fatales):

- Hipoglicemia*;
- Cetoacidosis;
- Coma hiperosmolar;
- Insuficiencia renal aguda;
- Accidente cerebrovascular;
- Amaurosis aguda (ceguera);
- Infarto agudo del miocardio;
- Muerte.

* Hipoglicemia

Significa baja concentración de glucosa, una forma de azúcar en la sangre. El cuerpo humano necesita glucosa para obtener energía y llevar a cabo los procesos necesarios para mantener la vida.

Los síntomas incluyen:

- Sensación de hambre;
- Temblores;
- Mareos;
- Confusión;
- Dificultad para hablar;
- Sensación de ansiedad o debilidad.

En las personas con diabetes, es frecuente que la hipoglicemia sea un efecto secundario de los medicamentos para la diabetes o de no comer en los horarios indicados.

Las Terapias Naturales propuestas en este libro, van a ayudarte a controlar la glicemia pues activan los mecanismos de eliminación del cuerpo, recuperando la integridad de los órganos más afectados por la diabetes mellitus como el cerebro, el corazón y los riñones.

Complicaciones crónicas (a largo plazo)

Mantener los niveles de glucosa y otras sustancias tóxicas como los Radicales Libres, los Productos Avanzados de la Glicación y el Amoníaco, en la sangre dentro de un rango saludable, puede ayudarte a prevenir las complicaciones crónicas relacionadas con la diabetes.

El mantenimiento prolongado de niveles elevados de glucosa y otras sustancias tóxicas puede lesionar los vasos sanguíneos, causando su estrechamiento y limitando así el flujo sanguíneo hacia los órganos.

Una vez que los vasos sanguíneos, y los nervios, en todo el cuerpo se ven afectados, puedes desarrollar varias complicaciones asociadas con la diabetes.

Varios órganos pueden resultar afectados, en particular los siguientes:

- **Cerebro:** causando pérdida de memoria, enfermedad de alzheimer y demencia vascular;
- **Nervios:** causando neuropatía diabética, que es más común en las extremidades inferiores, y cursa con disminución de la sensibilidad en los pies, calambres, dolores, úlceras, necrosis y amputaciones;
- **Ojos:** glaucoma, cataratas y retinopatía diabética, que puede conducir a la pérdida de la visión e incluso a la ceguera;
- **Corazón:** hipertensión arterial y enfermedad cardíaca isquémica crónica;
- **Riñones:** infecciones recurrentes, nefropatía diabética que puede llevar a la enfermedad renal crónica;
- **Sistema inmunológico:** las personas con diabetes mellitus son particularmente susceptibles a infecciones bacterianas y de hongos;
- **Sistema reproductivo:** impotencia y disfunción eréctil, infecciones recurrentes;
- **Sistema osteomioarticular:** osteoporosis, artritis y artrosis.

Te aguardo en el próximo capítulo para continuar descubriendo, juntos, como vencer la diabetes mellitus.

#yosoylibredecomplicaciones

Workbook
DE CONTROL

CAPÍTULO 2

Terapeuta, en la siguiente página tienes **6 preguntas** para responder basadas en los conceptos que leíste en el capítulo anterior. Estas preguntas no son casuales, si dominas las respuestas estoy seguro que estarás mucho más cerca de liberarte de síntomas, medicamentos, riesgos y complicaciones.

Respóndelas con conciencia,
Un grande abrazo

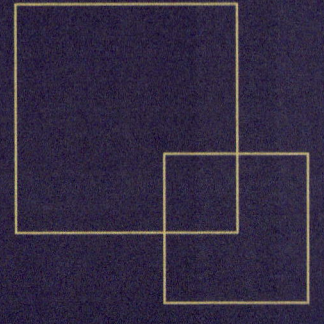

1. Las complicaciones de la diabetes mellitus se dividen en dos grandes grupos, agudas y crónicas:
   ○ Verdadero
   ○ Falso

2. Si no se trata la hiperglicemia aguda, pueden ocurrir complicaciones agudas de la diabetes mellitus.
   ○ Verdadero
   ○ Falso

3. En Brasil, más de 130.000 personas mueren cada año por complicaciones agudas y generalmente prevenibles de la diabetes mellitus.
   ○ Falso
   ○ Verdadero

4. La diabetes mellitus afecta a varios órganos y estructuras corporales como el cerebro, los ojos, el corazón y los riñones.
   ○ Falso
   ○ Verdadero

5. La ingestión de alimentos ricos en carbohidratos (Alto Índice Glicémico) no es una de las causas de descompensación de la glucosa en sangre:
   ○ Verdadero
   ○ Falso

6. La prueba de Hemoglobina Glicada (HbA1c) se utiliza para (puedes elegir más de una opción):
   ○ Díagnosticar la diabetes mellitus
   ○ Conocer el comportamiento de la glicemia en los últimos 90 días.

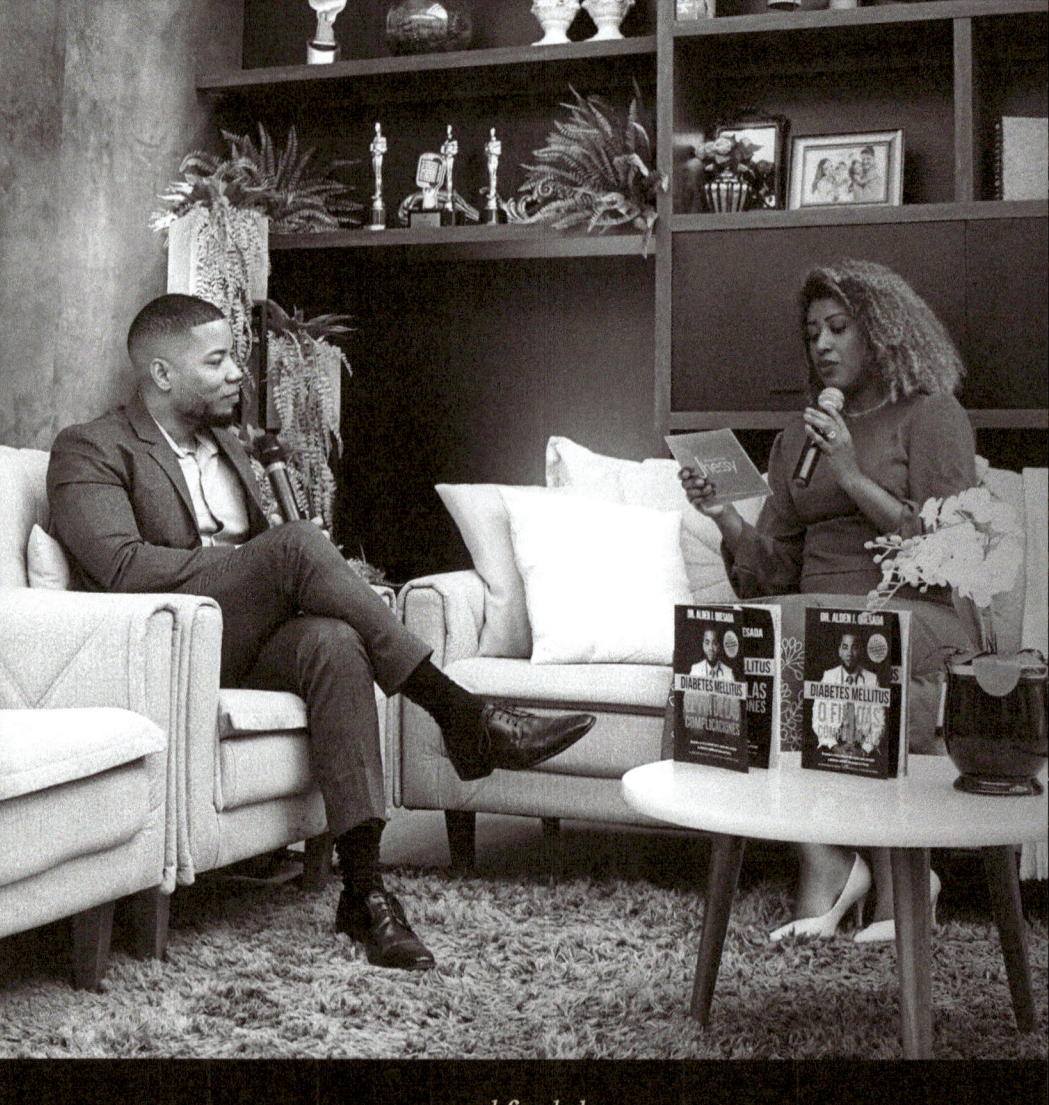

el fin de la
DIABETES MELLITUS

CAPÍTULO 3

TERAPIAS NATURALES EN EL TRATAMIENTO DE LA
DIABETES MELLITUS

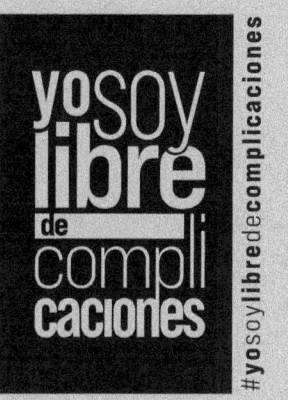

yo soy libre de complicaciones

#yosoylibredecomplicaciones

@dr.aldenquesada

el fin de la
DIABETES MELLITUS

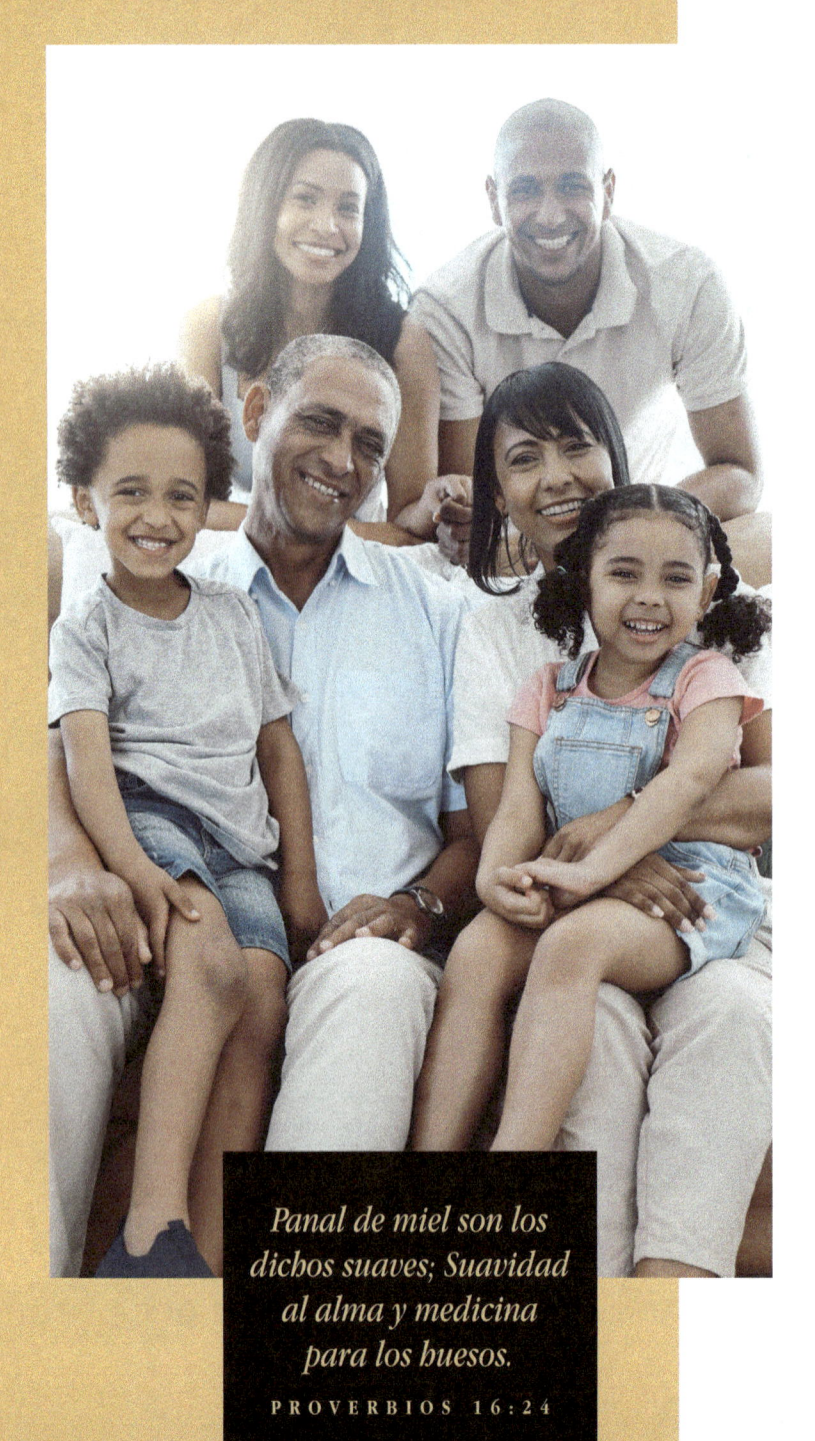

> *Panal de miel son los dichos suaves; Suavidad al alma y medicina para los huesos.*
>
> PROVERBIOS 16:24

Las terapias naturales son aquellas que utilizan los recursos disponibles en la naturaleza, o métodos que no agreden al organismo, para promover la salud, curar y prevenir enfermedades.

Según la OMS, los términos "medicina complementaria", "medicina alternativa" o "medicina natural", aluden a un amplio conjunto de prácticas de atención de salud que no forman parte de la tradición, ni de la medicina convencional de un país dado, ni están totalmente integradas en el sistema de salud predominante.

Las terapias naturales se utilizan de acuerdo con el diagnóstico del paciente, y su objetivo siempre es acelerar el proceso de recuperación y reversión de las enfermedades, sin embargo, en ocasiones, su función puede ser tan solo paliativa.

Las prácticas de MTC incluyen procedimientos terapéuticos y tratamientos de salud como, por ejemplo, medicamentos preparados a base de hierbas, acupuntura y terapias manuales tales como la digitopuntura, quiropráctica, la osteopatía y otras técnicas afines, incluidos qi gong, tai chi, yoga, medicina termal y otras terapias físicas, mentales, espirituales y psicofísicas.

Conocí el mundo de las terapias naturales a través de mi padre que era médico, reconocido en su estado como galeno ortodoxo, pero que percibió que, indicando los medicamentos de la industria farmacéutica, no conseguía revertir el daño de la enfermedades, todo lo contrario, veía cómo sus pacientes empeoraban año tras año, como fue el caso de mis dos primos díabéticos.

Él, mi padre, comenzó a aplicar varias terapias naturales con excelentes resultados y recuerdo que las filas de personas en estado de desesperanza en su clínica eran interminables.

Mi vocación por las terapias naturales surgió al ver cómo las personas que ya habían perdido la esperanza, recuperaban su salud luego de recibir los tratamientos naturistas que él aplicaba.

Al terminar mi formación como médico y cardiólogo, decidí que era hora de honrar el legado de mi padre y comencé a estudíar de nuevo sus protocolos de tratamiento.

Descubrí cosas increíbles, él tenía anotado la evolución de muchos de sus pacientes, eran, literalmente, sus estudios científicos donde registraba la evolución de los síntomas, de los medicamentos, entre otras variables clínicas y farmacológicas-terapéuticas, algo maravilloso.

El 100% de sus pacientes evolucionaron satisfactoriamente con sus protocolos de tratamiento naturistas.

Comencé a estudíar y profundizar en la terapias naturales, a entender mejor el funcionamiento del cuerpo como un todo y no fraccionado como nos enseñan en la facultad de medicina.

También tenía una ventaja, yo me había formado como investigador científico y tenía acceso a centenas de ensayos clínicos sobre el efecto beneficioso de las plantas y otras terapias naturales, publicados en prestigiosas bibliotecas médicas como Pubmed.

Fue así que creé mi propio sistema terapéutico, unificando y armonizando la medicina convencional-ortodoxa, con las terapias naturales que fueron estudíadas en grandes ensayos clínicos y donde fue demostrada su eficacia.

Dicho de otro modo, en vez de tratar las alteraciones del cuerpo con medicamentos, los cuales no revierten el daño celular, etc, creé un sistema, aunando, y armonizando, varias terapias naturales, que consiguen estimular el proceso de eliminación de sustancias tóxicas del cuerpo y revertir, en gran medida, el daño causado por las enfermedades.

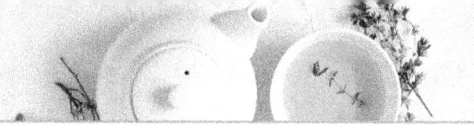

La grande diferencia entre lo que aplican la mayoría de los terapeutas, y la propuesta de este libro, es que gran parte de ellos, sin menospreciar por un segundo su trabajo, aplican una o ,máximo, tres técnicas, lo que sin sombra de dudas es beneficioso para el cuerpo humano, pero no es suficiente para estimular el proceso de curación en toda su dimensión.

Para colocar un ejemplo ilustrativo, difícilmente un profesional que aplique la acupuntura y la digitopuntura va a conseguir ayudar a sus pacientes díabéticos, pues no está abordando el principal desafío de una persona con esta enfermedad: la alimentación.

En cambio, un especialista en terapias naturales que domine la Macrobiótica, Fitoterapia y Frutoterapia- entre otras terapias que estimulan el proceso de desintoxicación del cuerpo-, consigue ayudar a las personas con enfermedades crónicas, sobre todo las que tienen una relación directa con la alimentación, a revertir el daño-entiéndase los síntomas y la mayoría de las complicaciones-, causado por estas.

Y fue precisamente este, uno de los mayores aportes que hice con mis investigaciones.

Descubrí cómo combinar las más poderosas terapias naturales, aquellas que tienen estudios científicos que comprueban su eficacia, de una manera armónica que acelera la reversión del daño celular, la edad biológica y la Desintoxicación Corporal.

Resumiendo: cuando combinamos algunas simples, pero poderosas terapias naturales, y las aplicamos en horarios específicos del día, que se corresponden con ciclos de cuerpo humano, estimulamos el proceso de reversión del daño celular, tisular y orgánico, de una manera 100% eficaz.

Después de tratar millares de personas díabéticas por el mundo, y estudíar, minuciosamente, la evolución de cada uno de ellos, pude identificar cuáles eran las respuestas de sus organismos al método y cuáles eran los objetivos que podríamos alcanzar en todo el proceso de Desintoxicación Corporal.

Historia Natural de la Reversión del Daño

Este concepto, creado por mí, encuentra su fundamento en los resultados que he tenido con mis pacientes donde el 100% de ellos lograron eliminar los síntomas y revertir el daño neurológico, renal y cardiovascular en 30 días.

Según mis investigaciones realizadas con mis pacientes, los objetivos conseguidos con el tratamiento naturopático se pueden dividir en dos grandes grupos:

- Objetivos generales
- Objetivos por tiempo (evolutivos)

Objetivos generales

- Desintoxicar el cuerpo;
- Revertir la Edad Biológica*;
- Controlar la glicemia;
- Revertir los síntomas;
- Disminuir, o eliminar, las dosis de los medicamentos;
- Eliminar el riesgo de presentar complicaciones agudas y crónicas de la DM;
- Controlar todos los parámetros sanguíneos y de riesgo cardiovascular.

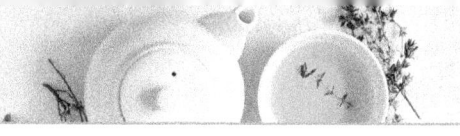

*Edad Biológica

La Edad Biológica es una medida del funcionamiento fisiológico y la salud de un individuo en relación con su edad cronológica, es decir, su edad real en años. Esto incluye el estado en el que se encuentran las células, los órganos, y la eficiencia de los procesos que nos mantienen vivos.

La Edad Biológica es como el reloj interno de tu cuerpo que mide cuánto tiempo ha pasado desde que naciste en términos de cómo está funcionando tu cuerpo.

Aunque todos tengamos una edad real en años, nuestras partes internas, como los huesos, los músculos y los órganos, también envejecen, y algunos lo hacen más rápido que otros, como en el caso de las personas diabéticas.

Para colocar un ejemplo, una persona con diabetes mellitus de 45 años de edad, sus órganos pueden ser que tengan 55 años de Edad Biológica o más si están presentes otras enfermedades y alteraciones como obesidad, hipertensión arterial, hipercolesterolemia, hipertrigliceridemia, etc.

Es la famosa frase: "por fuera parece que estoy bien pero por dentro estoy destruido..."

La buena noticia es que realizando el protocolo de desintoxicación corporal propuesto en este libro, es posible revertir la Edad Biológica y igualarla a la Edad Cronológica, de esta manera lograremos revertir los daños causados por la enfermedad.

Objetivos por tiempo

Si te comprometes a realizar el 100% del método por 30 días esto es lo que puedes esperar:

De 0 a 3 días aplicando el método

1. Control absoluto de la glicemia, evitando complicaciones agudas;
2. La intensidad de los síntomas comienza a disminuir;
3. Disminución del Hambre Física y Psicológica;
4. Comienzas a dormir mejor sin necesidad de medicación.

De 3 a 7 días aplicando el método

1. Control absoluto de la glicemia, evitando complicaciones agudas;
2. Comienzas a reducir las dosis de los medicamentos normoglicemiantes (insulina rápida y lenta, metformina, gliclazida, etc.);
3. Reversión, casi total, de síntomas como: dolores y calambres en las piernas, cansancio y falta de energía, desánimo, falta de apetito sexual, entre otros;
4. El Hambre Psicológica continúa disminuyendo;
5. El insomnio desaparece.

Es importante resaltar que, cuando los síntomas comienzan a disminuir es porque se está revirtiendo el daño neurológico, renal y cardiovascular, es decir, el cuerpo está llevando a cabo el proceso de reparación y regeneración de todas sus estructuras a nivel celular, tisular y de órganos.

De 7 a 28 días aplicando el método

1. Control absoluto de la glicemia, evitando complicaciones agudas y crónicas;

2. Reversión completa de los síntomas, cierre de úlceras, mejora de la visión, libido y rendimiento sexual;

3. Control de la presión arterial y parámetros sanguíneos (colesterol, triglicéridos, función renal, etc.);

4. Continúa disminuyendo la necesidad del uso de medicamentos normoglicemiantes (insulina rápida y lenta, metformina, gliclazida, etc.), hasta que, finalmente, es posible eliminarlos todos o mantenerte con dosis mínimas;

5. Perderás entre 6 kg y 14 kg de peso corporal en 30 días, o recuperarás tu peso ideal si estás por debajo de tu peso ideal;

6. Control absoluto del Hambre Psicológica;

7. Repones todos los nutrientes esenciales;

8. Aumento de la energía y disposición.

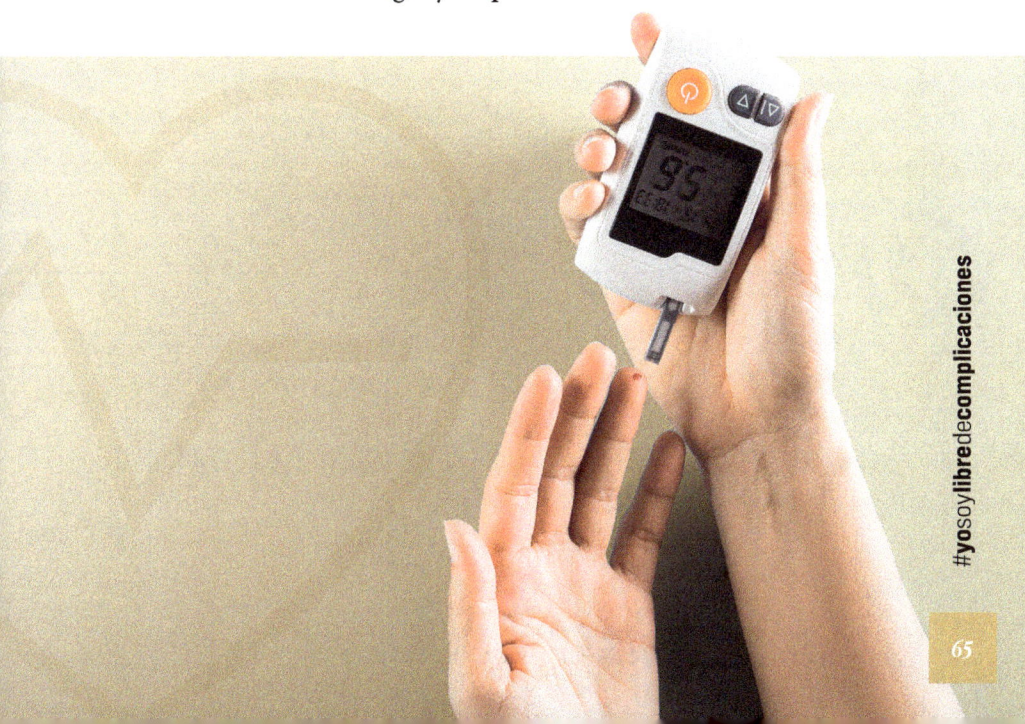

día 0

- Control absoluto de la glicemia, evitando complicaciones agudas.
- La intensidad de los síntomas comienza a disminuir.
- Disminución del Hambre Física y Psicológica.
- Comienzas a dormir mejor sin necesidad de medicación.

día 3

- Control absoluto de la glicemia, evitando complicaciones agudas.
- Comienzas a reducir las dosis de medicamentos normoglicemiantes (insulina rápida y lenta, metformina, gliclazida, etc.).
- Reversión, casi total, de síntomas como: dolores y calambres en las piernas, cansancio y falta de energía, desánimo, falta de apetito sexual, entre otros.
- El Hambre Psicológica continúa disminuyendo.
- El insomnio desaparece.

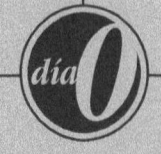

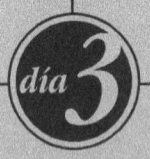

HISTORIA NATURAL DE REVERSIÓN DEL DAÑO

- Control absoluto de la glicemia, evitando complicaciones agudas y crónicas.

- Reversión completa de los síntomas, cierre de úlceras, mejora de la visión, libido y rendimiento sexual.

- Control de la presión arterial y parámetros sanguíneos (colesterol, triglicéridos, función renal, etc.).

- Continúa disminuyendo la necesidad de uso de medicamentos normoglicemiantes (insulina rápida y lenta, metformina, gliclazida, etc.), hasta que, finalmente, es posible eliminarlos todos o mantenerte con dosis mínimas.

- Perderás entre 6 kg y 14 kg de peso corporal en 30 días, o recuperarás tu peso ideal si estás por debajo de tu peso ideal.

- Control absoluto del Hambre Psicológica.

- Repones todos los nutrientes esenciales.

- Aumento de la energía y disposición.

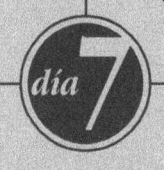

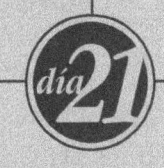

día 7

día 21

Objetivos por tiempo
Resultados que obtendrás al realizar el método.

#yosoylibredecomplicaciones

desintoxicación

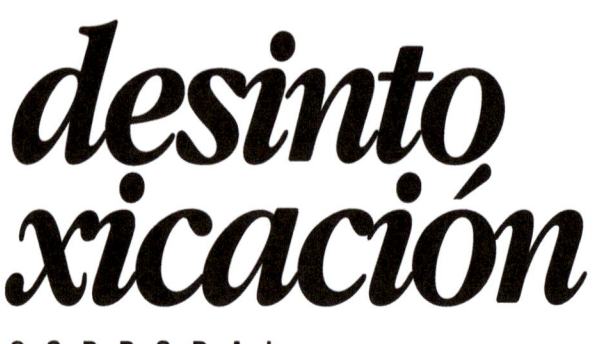

CORPORAL

Ahora imagino que debes estarte preguntando:

¿Bueno, y cómo es que funcionan las terapias naturales para alcanzar estos resultados tan espectaculares?

Y la respuesta es:

A través de la Desintoxicación Corporal, que es un maravilloso proceso de eliminación natural de toxinas acumuladas en el cuerpo, que son las responsables de que aparezcan la mayoría, sino todas, de las enfermedades crónicas.

El proceso de Desintoxicación Corporal es llevado a cabo en órganos clave como el hígado, los riñones y los intestinos, que trabajan en conjunto para filtrar y eliminar las toxinas.

Estos órganos realizan una labor vital, pero a veces pueden verse abrumados por una carga tóxica excesiva debido a nuestro estilo de vida moderno, que incluye dietas poco saludables, estrés excesivo, y la exposición a contaminantes como medicamentos y ambientales.

Esta sobrecarga excesiva de toxinas es la responsable, también, de que la diabetes mellitus continúe empeorando y aparezcan los síntomas y las complicaciones.

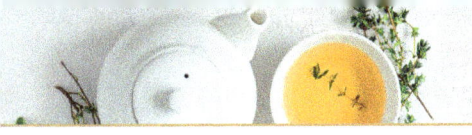

Sin profundizar en detalles, pues no constituye objetivo de este libro, es importante que sepas que el cuerpo tiene 4 poderosos mecanismos naturales para eliminar las toxinas:

- La piel (a través del sudor);
- Los riñones (a través de la orina);
- El hígado e intestino (a través de las heces fecales);
- Pulmones (a través de la oxigenación y eliminación de CO_2).

Estimulando estos mecanismos de la manera correcta, en los horarios correctos, y con las combinaciones correctas de terapias naturales, podemos ¨forzar¨ a nuestro cuerpo a eliminar en pocos días las toxinas acumuladas en años, que son las responsables de la disfunción del páncreas y otros órganos afectados, la resistencia a la insulina, la hiperglicemia y la necesidad de tomar medicamentos.

Un concepto que considero sumamente importante recordar de nuevo, pues debes dominarlo, es el de Alimentación Saludable.

Aunque vamos a utilizar varias terapias naturales para revertir el daño causado por la DM, la Alimentación Saludable- cabe recordar-, es el pilar fundamental de la Desintoxicación Corporal.

Un Alimento Saludable debe cumplir con 5 principios:

1. En su proceso de cultivo, y recolección, no fue contaminado con pesticidas, etc;
2. Está en su condición natural, o minimamente manipulado, a la hora de ingerir;

3. Mientras más comes, hasta sentirte satisfecho (a), más beneficioso es para tu salud pues aporta los macro y micronutrientes esenciales para el correcto funcionamiento celular;

4. Se puede ingerir tanto en la presencia de salud como en presencia de enfermedades, y no acelera la progresión del daño, todo lo contrario, estimula la reversión de los síntomas;

5. Su consumo, en una cantidad racionalmente adecuada, no aumenta tus niveles de glicemia pues tiene Baja, o Moderada, Índice y Carga Glicémica.

Si lees con detenimiento estos 5 principios, verás cuán lejos estamos hoy de tener una Alimentación Saludable.

Para que entiendas mejor lo que es un Alimento (o alimentación) Saludable, te comparto un ejemplo bien ilustrativo:

Generalmente tu médico, o endocrino de cabecera, te indica que puedes comer en el desayuno leche con café y pan integral con queso o margarina, pero ¿Qué sucede después de este desayuno?

Generalmente los niveles de glicemia van a aumentar y tú consideras que es "normal", que es producto de la diabetes mellitus, y lo que no imaginas es que esta hiperglicemia es secundaria a un desayuno desprovisto, totalmente, de Alimentos Saludables.

La buena notícia es que en los próximos capítulos vas a aprender como estimular correctamente, y de manera 100% natural, el proceso de Desintoxicación Corporal para revertir el daño causado por la diabetes mellitus.

SÍNDROME *de* desintoxicación

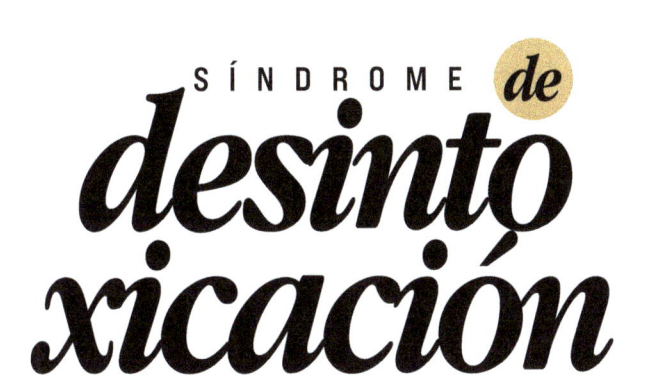

Cuando una persona comienza un proceso de Desintoxicación Corporal, es común experimentar una serie de síntomas en los primeros días.

Estos síntomas son la respuesta del cuerpo a la liberación de toxinas y a los cambios en el equilibrio químico interno. Los síntomas más frecuentes incluyen:

- Dolor de cabeza;
- Náuseas y mareos;
- Debilidad;
- Calambres;
- Visión borrosa;
- Irritabilidad;
- Cambios en la piel;
- Entre otros.

Estos síntomas son debido a la "reacción" del cuerpo a un proceso de cambio y son una excelente señal de que tu organismo está haciendo un maravilloso proceso de desintoxicación y está eliminando todas las toxinas.

Si aparecen estos síntomas, no debes preocuparte, sólo debes proceder de la siguiente manera:

1. Agradecer, pues son el reflejo de que están ocurriendo cambios espectaculares en tu cuerpo;

2. Recostarte por algunos minutos y tomar el Té Normoglicemiante o el Jugo de Pepino para que te mantengas hidratado (a).

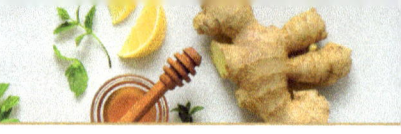

Estos síntomas pueden durar hasta 7 días, nunca más que ese tiempo, y cuando desaparezcan experimentarás un nivel de energía y disposición increíble.

> ### 💡 Sugerencia del Dr. Quesada
> Si los síntomas persisten por más de 7 días, o son muy intensos, te sugiero que consultes un médico lo más rápido posible.

Luego de este periodo, que yo llamo de Periodo de Hipertoxemia, pues se debe a un exceso de toxinas en la sangre que el cuerpo precisa eliminar, mis pacientes me suelen decir:

"Dr. Quesada, estoy eléctrica (o) de tanta energía."

La Desintoxicación Corporal es un paso importante hacia la mejora de la salud y el bienestar general y, en poco tiempo, los beneficios superan con creces los síntomas iniciales.

En conclusión, la Desintoxicación Corporal es un proceso fundamental para liberar el cuerpo de las toxinas acumuladas. Los síntomas iniciales pueden ser desafiantes, pero con la hidratación-nutrición adecuada y el descanso, es posible enfrentarlos de manera rápida y efectiva.

> ### ✎ Nota Importante
> Si estos síntomas no aparecen, tampoco debes preocuparte pues, se debe a dos hechos fundamentales:
> - O tu cuerpo no estaba sobrecargado de toxinas;
> - O los 4 mecanismos de eliminación corporal están funcionando perfectamente bien y eliminaron las toxinas rápidamente.

Continuamos avanzando...

"Mi objetivo es que te conviertas en tu Propio Terapeuta".

Workbook
DE CONTROL

CAPÍTULO 3

Terapeuta, en la siguiente página tienes 5 preguntas para responder basadas en los conceptos que leíste en el capítulo anterior. Es importante que domines los objetivos de las terapias naturales para revertir los daños causados por la diabetes mellitus.

Respondelas a conciencia,
Un gran abrazo

1. Realizando el protocolo de Desintoxicación Corporal propuesto en este libro, es posible retroceder la Edad Biológica y equipararla a la Edad Cronológica, de esta manera lograremos revertir los daños causados por la enfermedad.
○ Verdadero
○ Falso

2. Cuando combinamos sencillas, pero poderosas terapias naturales, y las aplicamos en momentos específicos del día, que corresponden a los ciclos del cuerpo humano, estimulamos el proceso de revertir el daño celular, tisular y orgánico de forma 100% efectiva.
○ Verdadero
○ Falso

3. Cuando los síntomas comienzan a disminuir es porque se está revirtiendo el daño neurológico, renal y cardiovascular, es decir, el cuerpo está llevando a cabo el proceso de reparación y regeneración de todas sus estructuras.
○ Falso
○ Verdadero

4. Si aparecen los síntomas asociados a la Desintoxicación Corporal lo único que debes hacer es recostarte por algunos minutos y tomar el Té Normoglicemiante o el Jugo de Pepino.
○ Falso
○ Verdadero

5. Todos los alimentos recomendados en este libro cumplen con el concepto de Alimentación Saludable y tienen un Índice y Carga Glicémica Baja.
○ Falso
○ Verdadero

#yasoylibredecomplicaciones

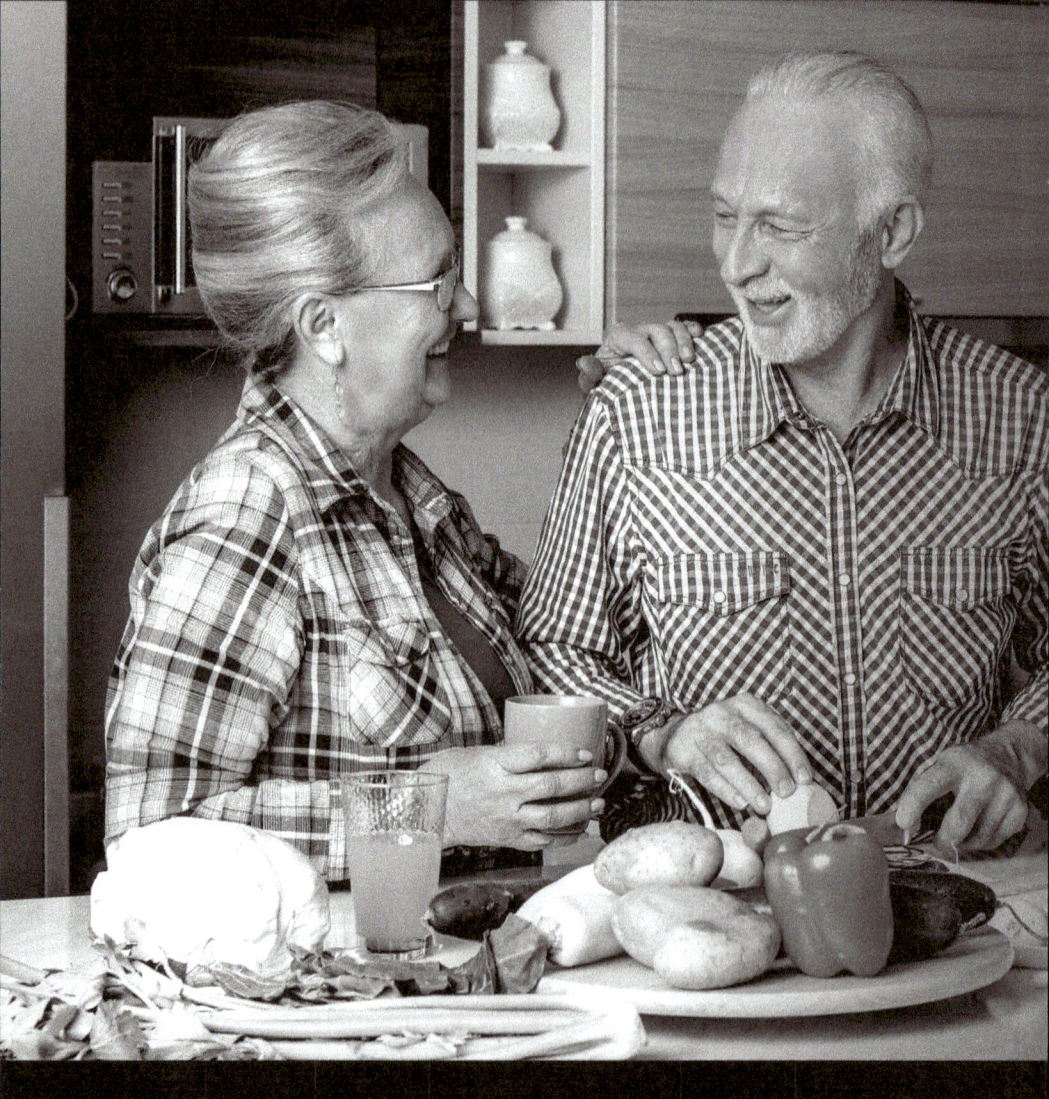

el fin de la
DIABETES MELLITUS

CAPÍTULO 4

IMPORTANCIA DE LA ALIMENTACIÓN SALUDABLE EN LA

REVERSIÓN DE LA DIABETES MELLITUS

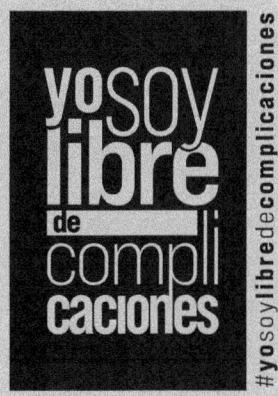

yosoy libre de complicaciones

#yosoylibredecomplicaciones

@dr.aldenquesada

el fin de la
DIABETES MELLITUS

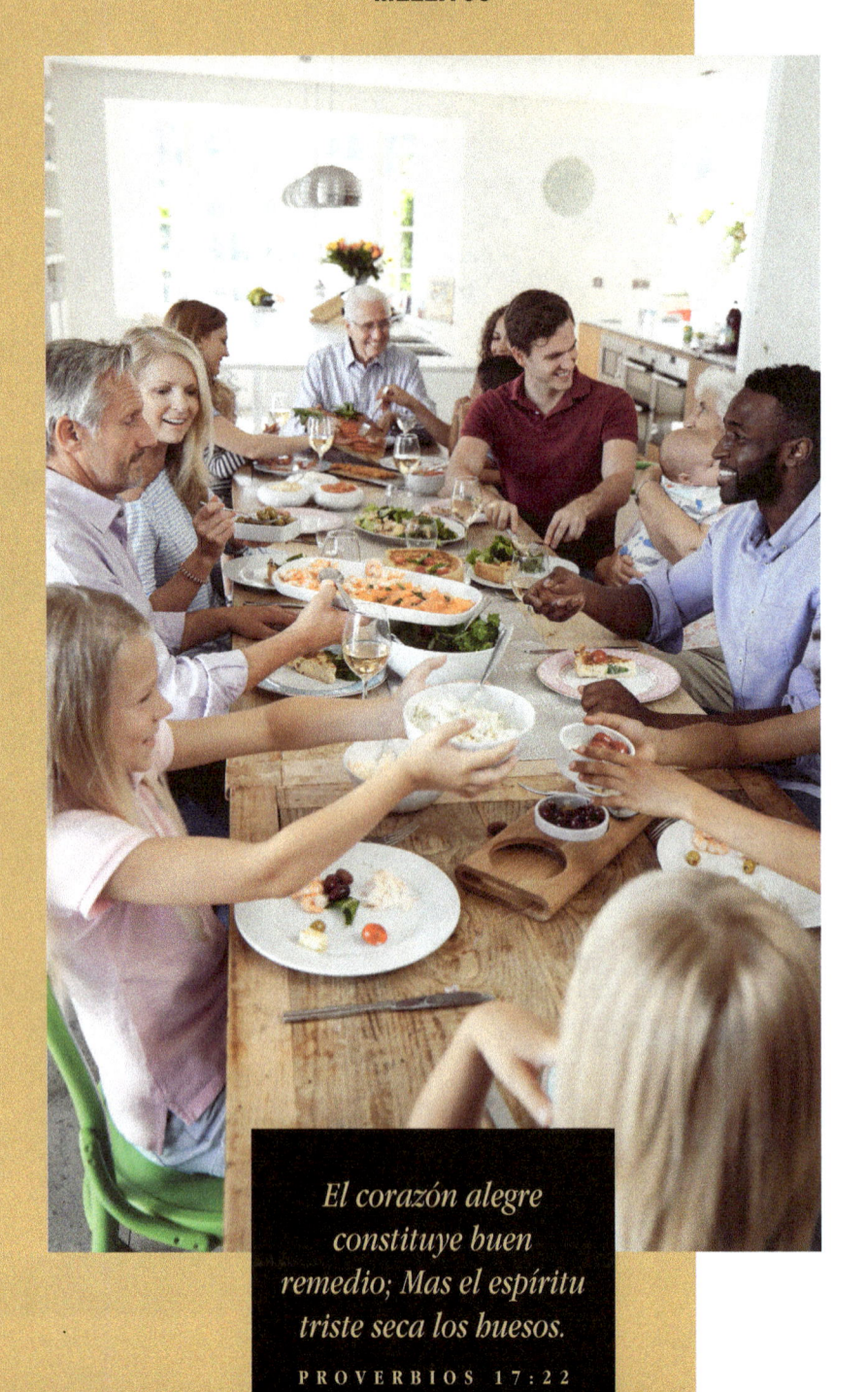

El corazón alegre constituye buen remedio; Mas el espíritu triste seca los huesos.

PROVERBIOS 17:22

S e han desarrollado numerosos medicamentos y tecnologías para el control de la diabetes mellitus pero, sin sombra de dudas, un aspecto que continúa siendo un pilar insustituible en su tratamiento es la alimentación.

Los alimentos que consumimos no son, simplemente, una fuente de placer o energía; son, en esencia, la materia prima que nuestro cuerpo utiliza para regular los procesos que mantienen la salud o que generan enfermedades, sobre todo las adquiridas y conocidas como crónicas.

Si pensamos con detenimiento, cada bocado de comida es una decisión que tomamos en pro o en contra de nuestra salud.

Al enfrentarnos a la DM, la alimentación no solo juega un papel en el control inmedíato de la glicemia, sino que también tiene un impacto profundo en la prevención de complicaciones a corto y largo plazo.

Hacer elecciones dietéticas díarias saludables, hará la diferencia entre mantener una salud estable o enfrentarse a episodios agudos de hipoglicemia o hiperglicemia y complicaciones.

Adherirnos a una Alimentación Saludable, consistente y consciente, va a protegernos de la aparición de complicaciones crónicas, como enfermedades cardíacas, renales o neurológicas como el daño a los nervios.

Ahora, para comprender mejor cómo las elecciones alimentarias afectan el control de la DM y la prevención de complicaciones, te propongo que abordemos dos indicadores del efecto de los alimentos en la respuesta de la glicemia.

Estos indicadores son:

- Índice Glicémico (IG)
- Carga Glicémica (CG)

Índice Glicémico

El concepto fue introducido por Jenkins y cols., a principios del siglo pasado, como un sistema de clasificación de los carbohidratos (HCO), basado en su impacto inmediato sobre los niveles de glicemia.

El IG muestra cómo alimentos con la misma cantidad de carbohidratos tienen efectos diferentes en los niveles de glicemia.

Al ingerir alimentos con carbohidratos, estos se descomponen en el cuerpo hasta convertirse en glucosa, nuestro principal combustible energético. El proceso de transformación y la velocidad con la que la glucosa se libera en la sangre varían según el tipo de carbohidrato.

Mientras que los carbohidratos simples pueden provocar picos de glicemia -hiperglicemia- en, aproximadamente, 15 minutos, los carbohidratos complejos, ricos en fibra, tardan entre 1 y 2 horas en hacerlo, contribuyendo a mantener un equilibrio más constante en nuestros niveles de glicemia.

A continuación te explico el concepto de IG de una forma simple:

Imagina que todos los carbohidratos que consumes son como trenes que llevan azúcar a tu sangre. El IG te indica qué tan rápido ese tren (carbohidrato) entrega su carga de azúcar a la sangre.

Es importante resaltar que este sistema nos ayuda a clasificar los carbohidratos en bajo, Moderado o Alto Índice Glicémico, según el impacto sobre los niveles de azúcar en sangre.

🍎 Clasificación de los alimentos según el IG

Con base a cómo elevan la glucosa cuando se comparan con un carbohidrato de referencia: la glucosa (IG 100).

1. **Bajo IG (55 o menos):** Estos alimentos se digieren, absorben y metabolizan lentamente, lo que resulta en un aumento gradual da glicemia. Generalmente tardan entre 1 y 2 horas en hacerlo.

2. **Medio IG (56-69):** Estos alimentos tienen un impacto intermedio en los niveles de la glicemia.

3. **Alto IG (70 o más):** Estos alimentos se descomponen rápidamente en el sistema digestivo y liberan glucosa en la sangre a una velocidad más rápida, generalmente a partir de 15 minutos después de su ingestión.

Respuesta Glicémica Rápida

Se produce cuando comemos alimentos con un Alto IG. La glucosa de estos alimentos se absorve rapidamente, lo que provoca picos de hiperglicemia.

Esta rápida elevación de la glicemia genera una respuesta del organismo que libera un gran volumen de insulina para hacer frente a este exceso de azúcar. Sin embargo, este rápido aumento de los niveles de glucosa suele ir seguido de una fuerte caída, que puede provocar fatiga y un aumento de la sensación de hambre.

Algunas investigaciones científicas han encontrado que las dietas con Alto IG tienen menos saciedad, lo que resulta en una ingesta excesiva de alimentos, favoreciendo el aumento del peso corporal y de los niveles de Hemoglobina Glicosilada.

Además, el consumo de alimentos con un IG elevado puede alterar el perfil lipídico y la secreción de insulina, favoreciendo la aparición de enfermedades cardiovasculares y empeorando la diabetes mellitus.

El consumo de alimentos con IG alto parece desencadenar una secuencia de eventos hormonales en el período Posprandial, lo que provoca más hambre y una ingesta excesiva de alimentos.

Respuesta Glicémica Lenta

Por otro lado, la Respuesta Glicémica Lenta es el resultado del consumo de alimentos con un Bajo IG.

Estos alimentos liberan glucosa al torrente sanguíneo de forma más gradual, contribuyendo a un aumento más lento y estable de los niveles de glucosa en sangre, lo que se traduce en una liberación de energía más constante y duradera.

Un hecho importante es que comer alimentos con IG bajo puede ayudar a prevenir picos y caídas en los niveles de glucosa, lo cual es particularmente importante para las personas diabéticas.

También se ha comprobado que los alimentos con un IG Bajo pueden ayudar a mantener la sensación de saciedad por más tiempo, lo que es beneficioso para evitar el Hambre Psicológica y el aumento de peso.

Por otro lado, la ingesta de alimentos con IG bajo puede disminuir la secreción de hormonas proteolíticas contrarreguladoras como el cortisol, la hormona del crecimiento y el glucagón, estimulando la síntesis de proteínas.

Algunas investigaciones científicas muestran que la regulación de la masa grasa corporal asociada con la ingesta de dietas con IG bajo puede estar relacionada con la activación de genes.

Se observó que la ingesta de alimentos con IG bajo tiende a aumentar el contenido de masa magra y disminuir significativamente el contenido de grasa corporal, lo que favorece el control y reversión de los daños causados por la diabetes mellitus.

Aspectos que afectan el Índice Glicémico

- **Variedad:** el arroz blanco tiene un Índice Glicémico mayor que el arroz integral.

- **Fibra:** el contenido de fibra que hay en un almidón puede suponer una barrera para la acción de las amilasas y disminuir la absorción. Mientras mayor sea el contenido de fibra, menor IG.

- **Cocción:** la hidratación y el calor tienen como efecto el aumento del IG. No dejes que las pastas y/o las patatas queden muy blandas.

- **Temperatura:** cuando el almidón se ha cocido y luego se vuelve a enfriar, su IG baja. Las pastas, el arroz, o las patatas, si las enfrias disminuyen su IG.

- **Maduración:** a mayor maduración, mayor IG. Elige frutas en su punto de madurez.

- **Combinaciones:** en algunos hidratos de carbono, el contenido natural de proteínas puede causar una menor hidrolización del almidón y bajar su IG. Consume legumbres pues tienen proteínas en su composición.

- **Presentación:** los alimentos enteros o en trozos se absorben más lentamente que los líquidos. Es preferible consumir los tubérculos, frutas y verduras en trozos o enteras y no en purés o zumos.

Es importante destacar que el Índice Glicémico no es el único factor a tener en cuenta al planificar una dieta, especialmente para las personas con diabetes. Otros aspectos, como la cantidad total de carbohidratos, la calidad nutricional de los alimentos y la Carga Glicémica (veremos más adelante), también son esenciales.

Por último, siempre debes recordar que es necesario contar con el asesoramiento de un profesional de la salud, o un nutricionista, al hacer cambios significativos en la alimentación basándose en el IG.

Carga Glicémica

Es una combinación del IG y la cantidad de carbohidratos (HC) en un alimento, por lo que se obtiene multiplicando el Índice Glicémico de los alimentos por los carbohidratos (en gramos), disponibles y dividiendo ese resultado entre 100.

CG = IG * cantidad HC (g) / 100

> ### *Clasificación de los alimentos según la Carga Glicémica*
> - **Baja Carga Glicémica:** de 1 a 10
> - **Media Carga Glicémica:** de 11 a 19
> - **Alta Carga Glicémica:** 20 o superior

Recordando la explicación del tren que lleva el azúcar para la sangre, la CG se refiere a cuánto azúcar lleva ese tren.

A diferencia del Índice Glicémico, que únicamente toma en cuenta la calidad de los carbohidratos que se van a consumir, la CG incluye la cantidad de carbohidratos en una porción de alimento, por lo que es un método más recomendable para el control de la glicemia.

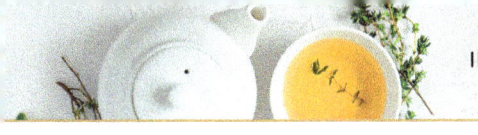

Esto quiere decir que, mientras el valor del Índice Glicémico solamente nos indica la rapidez con la que los carbohidratos se transforman en glucosa, la Carga Glicémica nos informa también sobre la cantidad de carbohidratos, asimilables, que proporciona un alimento.

Ambas cuestiones son importantes para comprender el impacto de los alimentos sobre la glucosa sanguínea.

La CG nos dice la intensidad de la respuesta insulínica que provocará un alimento que vayamos a consumir pues un alimento puede tener un IG alto, pero si tiene pocos carbohidratos, su CG podría ser baja.

Cuando hablamos de carbohidratos asimilables, o disponibles, nos referimos únicamente a aquellos que producirán un aumento en la glucosa. La fibra, a pesar de formar parte de los carbohidratos, no se absorbe, por lo que no se toma en cuenta para calcular la Carga Glicémica.

Entonces, todos los alimentos que debe consumir una persona diabética, si desea revertir el daño causado por esta enfermedad y evitar las complicaciones, debe cumplir con 5 principios fundamentales para ser un Alimento Saludable:

1. En su proceso de cultivo y recolección no fue contaminado con pesticidas, etc;

2. Está en su condición natural, o minimamente manipulado, a la hora de ingerirlo;

3. Mientras más comes, hasta sentirte satisfecho (a), más beneficioso es para tu salud pues aporta los macro y micronutrientes esenciales para el correcto funcionamiento celular;

4. Se puede ingerir tanto en la presencia de salud como en presencia de enfermedades, y no acelera la progresión del daño, todo lo contrario, estimula la reversión de los síntomas;

5. Su consumo, en una cantidad racionalmente adecuada, no aumenta tus niveles de glicemia pues tiene Baja, o Moderada, Índice y Carga Glicémica.

Por lo tanto, todos los alimentos que debe consumir una persona diabética, si pretende revertir los daños causados por esta enfermedad y evitar complicaciones, deben cumplir con estos 5 principios fundamentales.

Imagino que puede parecer un desafío adaptarse al concepto de Alimentación Saludable, pero nunca olvides que las recompensas son inmensas si inviertes en ti mismo (a), en tu futuro y en tu bienestar.

Cada elección de alimentos es una oportunidad para fortalecer tu salud, para brindarle a tu cuerpo el "combustible" que necesita para funcionar de manera óptima.

Es hora de reflexionar y preguntarnos:

¿Estoy tomando las decisiones alimenticias correctas para mi bienestar?

¿Lo que hago a diariamente está empeorando mi enfermedad o estoy construyendo salud, libertad y felicidad?

Las respuestas honestas a estas preguntas te harán una mejor persona sin lugar a dudas…

> ✏️ *Nota importante*
>
> Todos los alimentos recomendados en este libro cumplen con el concepto de Alimento Saludable y tienen un Baja, o Moderada, Índice y Carga Glicémica.

Alimentos que debemos evitar

Por último, y para completar nuestro conocimiento sobre lo que es una Alimentación Saludable, existen un grupo de alimentos que son reconocidos como perjudiciales para la salud, o que pueden no ser los mejores para favorecer el proceso de revertir el daño causado por la diabetes mellitus.

Estos alimentos deben evitarse siempre, o por lo menos, por los 30 días en que estés realizando tu proceso de Desintoxicación Corporal.

Al excluir estos alimentos de tus comidas estarás favoreciendo:

- El proceso de desintoxicación del cuerpo;
- Control de glucosa en sangre;
- Reversión de la edad biológica, los síntomas y enfermedades.

Evita el consumo de:

1. **Leche y sus derivados:** queso, helados, yogurt saborizados, etc.
2. **Grasas:** margarina, mantequilla, aceites refinados, etc.
3. **Alimentos con aditivos químicos:** con colorantes, conservantes, aromatizantes, condimentos en cubos. etc.

4. **Alimentos procesados por técnicas de ingeniería genética:** harinas refinadas, chocolate, café, fritos, encurtidos (conservados), ahumados, refrescos, azúcar blanco, golosinas (chucherías).

5. **Alimentos de origen animal:** carnes rojas (cerdo y vaca), embutidos (mortadela, chorizo, salami, jamón, etc.) y mariscos como camarones, cangrejos y langostas.

6. **Harina refinada:** dulces, pasteles, pan, etc.

7. **Bebidas:** alcohol y sus derivados (cerveza, ron, etc.), refrescos gaseados y procesados (incluido todos los que vienen en cajas y se venden como ¨naturales¨, pues tienen conservantes).

Nota importante

1. Cuando vayas al mercado de compras, lleva la Lista de Alimentos que te propongo al final de este libro y sé coherente, evita caer en la tentación y comprar alguno de los alimentos que debemos evitar o que no están en la Lista de Compras.

2. Si tienes alguno de estos alimentos que debemos evitar en casa, y te es factible, sugiero donarlos a alguien que sepas que no está enfermo. Hazlo con el mayor placer del mundo, sintiendo la felicidad de que estás al comando de tus decisiones y escoges ser una persona libre de síntomas y complicaciones.

En relación al consumo de proteínas de origen animal

No tienes recomendado comer ningún tipo de carne, sobre todo la carne roja, durante los 30 días de Desintoxicación Corporal.

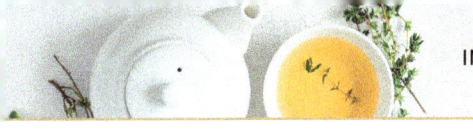

El producto final de la carne que ingerimos, además de los aminoácidos, es el amoníaco.

El amoníaco es un gas extremadamente tóxico que necesita ser transformado en ácido úrico para que pueda ser eliminado por tus riñones.

La diabetes mellitus es una enfermedad que afecta tus riñones y si, además, eres una persona que abusa de la ingestión de proteínas de origen animal, es un hecho de que tus riñones deben estar sobrecargados de toxinas y con algún grado de daño, por lo que limitaremos su consumo para revertir esta situación y mejorar el funcionamiento.

Las proteínas indicadas en esta guía, por 30 días, son de origen vegetal, son de alto valor biológico y tienen excelentes propiedades para regenerar células, tejidos y órganos dañados por la DM.

Para que te sea más fácil entender el poder de adherirte a una alimentación donde la fuente principal de proteínas sea de origen vegetal te coloco un ejemplo:

La mayoría de mis pacientes que tienen algún grado de insuficiencia renal consiguen mejorar todos los parámetros clínicos y de laboratorio (creatinina, ácido úrico, filtrado glomerular, etc.) luego de eliminar las carnes, sobre todo las "rojas", por 30 días.

Fuentes de proteínas de origen vegetal indicadas en este protocolo:

- Garbanzos
- Lentejas
- Frijoles
- Quinoa
- Miso
- Entre otras

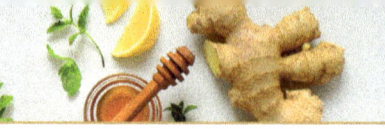

✎ *Notas importantes*

1. Puede ser que los deseos de comer carne de origen animal sean "incontrolables" y esto te genere un poco de ansiedad. Si esto te ocurre no te preocupes, incluye una pequeña porción de pollo o pescado, cocinado en la olla de presión con agua, sal, cebolla, ajo, romero y otras especies naturales, una vez por día sobre todo en el almuerzo y combinala sólo con los vegetales indicados. Poco a poco disminuye la frecuencia de la ingestión de carne hasta que sea de apenas 2 veces por semana.

2. Nunca combines carnes con papa, batata, malanga, boniato, yuca o cualquier otra fuente de carbohidratos, pues tu glicemia va a aumentar rápidamente luego de la ingestión de estos alimentos.

Notas
DEL CAPÍTULO

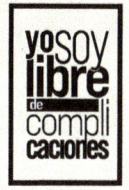

#yosoylibredecomplicaciones

Workbook
DE CONTROL

CAPÍTULO 4

Terapeuta, en la siguiente página tienes 5 preguntas para responder basadas en los conceptos que leíste en el capítulo anterior. Es importante que conozcas la importancia de la alimentación para revertir los daños causados por la diabetes mellitus y que domines algunos conceptos básicos que te ayudarán en tu camino.

Respóndelas con conciencia,
Un gran abrazo

1. Para revertir los daños causados por la diabetes mellitus, la alimentación saludable es generalmente más importante que la medicación, especialmente en las primeras etapas de la enfermedad.
○ Verdadero
○ Falso

2. Al enfrentar la DM, la Alimentación Saludable no sólo juega un papel importante en el control inmedíato de la glicemia, sino que también tiene un profundo impacto en la prevención de complicaciones a corto, medio y largo plazo.
○ Verdadero
○ Falso

3. Elegir alimentos saludables a díario marcará la diferencia entre mantener una buena salud o experimentar episodios agudos de hipoglicemia o hiperglicemia y complicaciones.
○ Falso
○ Verdadero

4. Los hidratos de carbono simples pueden provocar picos elevados de glucosa -hiperglicemia– en, aproximadamente, 15 minutos. Los hidratos de carbono complejos, ricos en fibra, tardan entre 1 y 2 horas en hacerlo, contribuyendo a mantener niveles más estables de glicemia.
○ Falso
○ Verdadero

5. Todos los alimentos recomendados en este libro cumplen con el concepto de Alimentación Saludable y tienen un Índice y Carga Glicémica Baja.
○ Falso
○ Verdadero

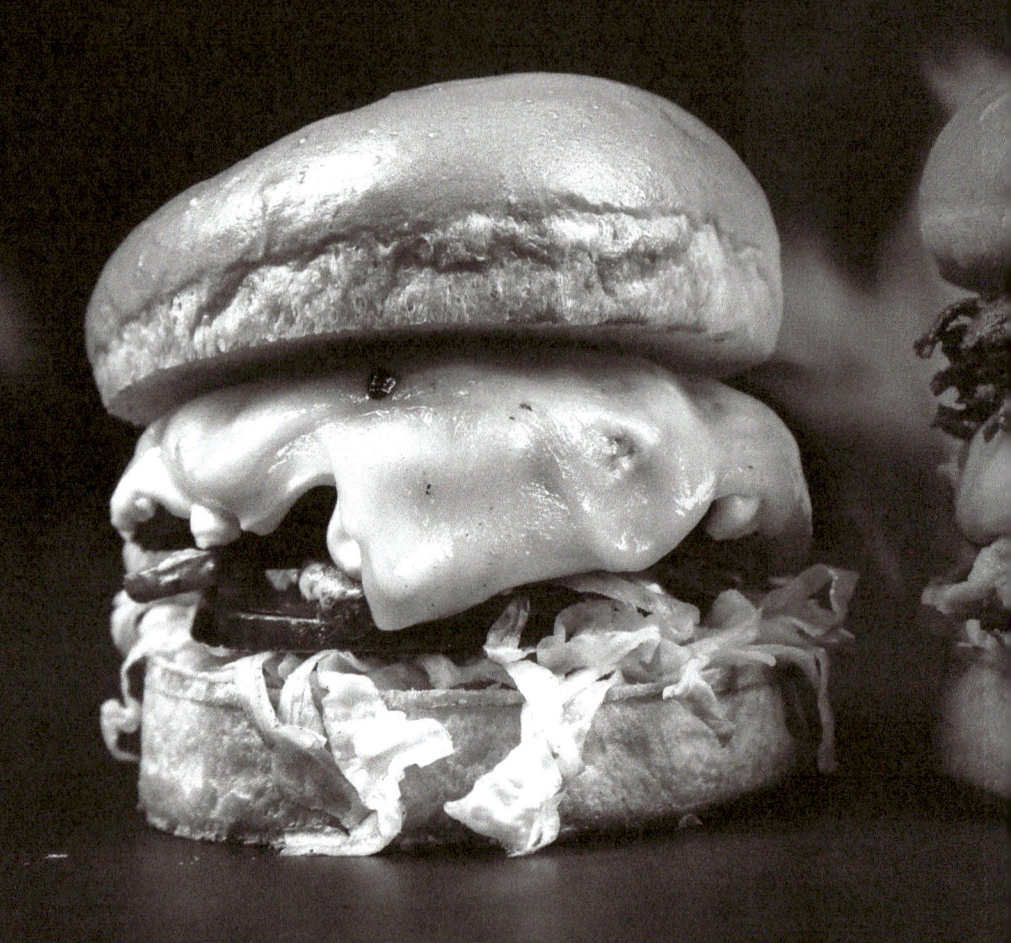

el fin de la
DIABETES
MELLITUS

CAPÍTULO 5

COMPULSIÓN ALIMENTARIA Y
DIABETES MELLITUS

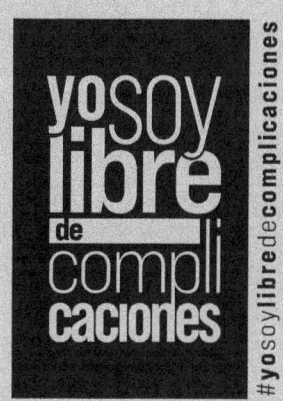

yosoy libre de complicaciones

#yosoylibredecomplicaciones

@dr.aldenquesada

el fin de la
DIABETES MELLITUS

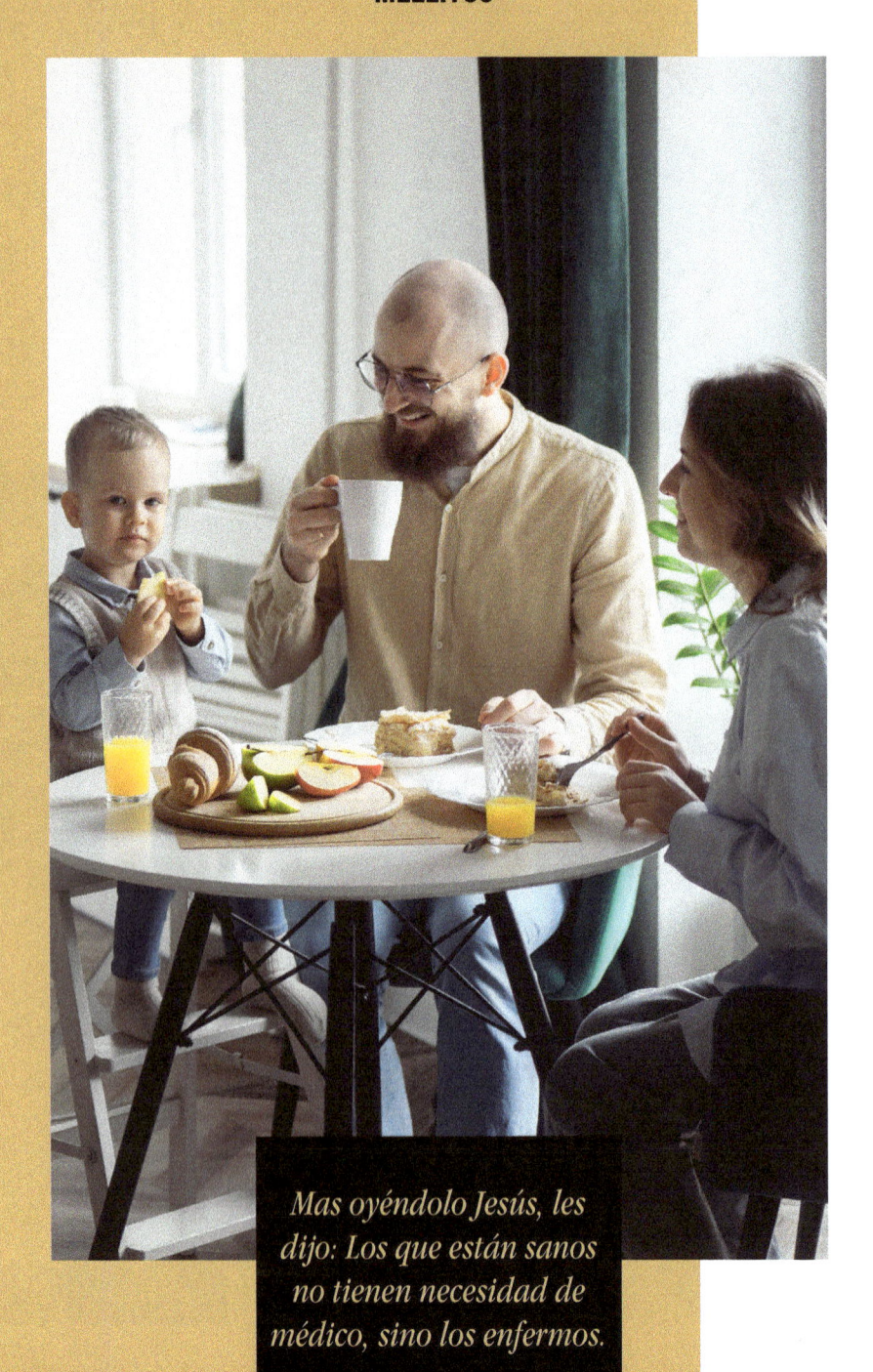

Mas oyéndolo Jesús, les dijo: Los que están sanos no tienen necesidad de médico, sino los enfermos.

MATEO 9:12

En la complejidad del ser humano, la alimentación trasciende la mera función de subsistencia y se entrelaza con nuestro tejido emocional, cultural y psicológico.

Vivimos en una era donde la comida está más accesible que nunca, pero, paradójicamente, también enfrentamos un aumento alarmante de trastornos relacionados con la alimentación.

La Ansiedad y la Compulsión Alimentaria (CA), en particular, ha emergido como un desafío silente pero significativo, afectando a individuos en todos los estratos y edades de nuestra sociedad.

La relación que cada individuo tiene con la comida es única, y esta relación puede ser un reflejo de cómo nos relacionamos con nosotros mismos y con el mundo que nos rodea.

Mientras que algunos encuentran refugio y consuelo en la comida, otros pueden sentirse atrapados en un ciclo de comer en exceso seguido de culpa y autorreproche.

A pesar de estas variaciones individuales, una cosa es cierta: el acto de comer va más allá de simplemente saciar el hambre.

Si alguna vez te has preguntado "¿Por qué estoy comiendo si no tengo hambre?", o "¿Por qué recurro a la comida cuando me siento ansioso, abrumado o triste?", no estás solo (a).

Estas son cuestiones fundamentales que abordaremos en este capítulo, proporcionando luz sobre la distinción entre Hambre Física y Hambre Emocional, y descubriremos herramientas para superar el Hambre Emocional y equilibrar nuestra relación con la comida.

A medida que avanzamos en este viaje, te invito a abrir tu mente y corazón, a enfrentar este tema no como una batalla a ganar, sino como una oportunidad para el auto-descubrimiento y el crecimiento personal.

Abordar la Compulsión Alimentaria no es solo sobre el peso o la figura corporal, sino sobre cómo queremos vivir y relacionarnos con nosotros mismos y con los demás.

Compulsión Alimentaria

Como vimos en el capítulo anterior, la alimentación es un pilar fundamental en la aparición de la diabetes mellitus y en la evolución, tanto negativa como positiva, de la enfermedad.

Nuestra relación con la comida es multifacética y, en muchos casos, compleja. Al igual que cualquier otro comportamiento humano, comer puede ser influenciado por una multitud de factores, tanto internos como externos.

En este contexto, es esencial entender un fenómeno que ha ganado prominencia en la discusión sobre salud y bienestar: la Compulsión Alimentaria.

La Compulsión Alimentaria (CA) puede ser descrita como una urgencia incontrolable de comer, a menudo en grandes cantidades y sin sentir hambre real.

Esta acción no se lleva a cabo por el placer de saborear o disfrutar de la comida, sino que es más bien un acto impulsivo, un intento de llenar un vacío que no es necesariamente físico.

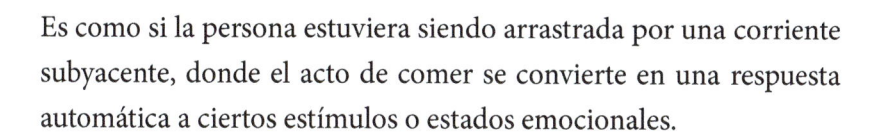

Es como si la persona estuviera siendo arrastrada por una corriente subyacente, donde el acto de comer se convierte en una respuesta automática a ciertos estímulos o estados emocionales.

Es fundamental comprender que todos, en algún momento, podemos experimentar episodios de comer en exceso. Quizás después de un día especialmente agotador, o durante una celebración familiar.

Sin embargo, la diferencia radica en la frecuencia y las motivaciones detrás del acto.

Mientras que comer en exceso de forma ocasional es una experiencia compartida por muchos, la CA es una conducta recurrente y, a menudo, está ligada a emociones o situaciones específicas.

Las personas que experimentan Compulsión Alimentaria a menudo describen sentimientos de pérdida de control durante los episodios, seguidos de culpa, vergüenza y remordimiento.

Lo preocupante es que estos sentimientos pueden alimentar el ciclo, creando una espiral donde el comer compulsivo se convierte en una forma habitual de lidíar con las emociones y el estrés.

Por último, es esencial diferenciar la Compulsión Alimentaria de otros trastornos de la alimentación, como la Bulimia Nerviosa.

Aunque ambos involucran episodios de ingesta excesiva, en la Bulimia, estos episodios son seguidos por comportamientos purgativos, como el vómito autoinducido o el uso excesivo de laxantes.

Ahora conozcamos dos conceptos fundamentales:

- Hambre Física y Hambre Emocional

Hambre Física vs. Hambre Emocional

Nuestro cuerpo y mente operan en una sinergia impresionante. Ambos tienen maneras de comunicarse con nosotros, y entender estos mensajes es esencial para cultivar una relación saludable con la comida.

Dos de las señales más prevalentes, y a menudo confundidas, que experimentamos son el Hambre Física y el Hambre Emocional.

Hambre Física

Esta es la demanda biológica de nuestro cuerpo por energía. Es un proceso natural y necesario para la supervivencia.

Manifestaciones:

- Se presenta gradualmente y puede esperar.
- El estómago envía señales como rugidos o una sensación de vacío.
- Puede haber síntomas como debilidad, falta de concentración o irritabilidad.
- Generalmente transcurrió un periodo de tiempo prolongado, más de 3 horas, desde la última ingestión de alimentos.
- No tienes preferencia por ningún tipo de comida en especifico, necesitas comer.
- Satisfacción tras comer: al consumir alimentos y saciar el Hambre Física, se experimenta una sensación de plenitud y saciedad.
- No hay sentimientos negativos asociados con haber comido.

Hambre Emocional (Psicológica)

Aquí es donde la comida se convierte en una respuesta no a una necesidad física, sino a un estado emocional.

Manifestaciones:

- Se presenta repentinamente en respuesta a emociones, como el estrés, la tristeza, el aburrimiento o incluso la felicidad.
- No hay señales físicas de que el cuerpo necesita alimentos.
- Generalmente transcurrió un corto periodo de tiempo desde la última ingestión de alimentos.
- No está vinculado a la necesidad de energía, sino a un deseo de confort o alivio. En este caso, no se está alimentando el cuerpo, sino una necesidad emocional. La comida actúa como una distracción o como una forma de autopremio.
- Tienes necesidad de comer alimentos específicos como una pizza, un hamburguer, un helado, etc.
- Falta de saciedad: a pesar de consumir grandes cantidades de comida, puede que no se sienta saciedad o plenitud, ya que el origen del "hambre" no es físico.
- Luego de comer te sientes culpable y te castigas emocionalmente.

Factores que contribuyen a la Compulsión Alimentaria

La CA, como muchos comportamientos humanos, no surge de un solo factor aislado, es el resultado de una combinación de influencias, tanto internas como externas, que interactúan y pueden intensificar la tendencia a comer compulsivamente.

Entender estas influencias es vital para abordar el problema desde su raíz y crear estrategias efectivas para manejarlo.

Sin profundizar en el tema, pues no constituye objetivo de este libro, te comparto algunos de los factores que contribuyen a la aparición, y perpetuación, de la CA.

- Factores Psicológicos
- Presiones Sociales y Culturales

- Experiencias Traumáticas
- Desequilibrio Hormonal
- Restricción Dietética Extrema
- Problemas de Imagen Corporal
- Factores Ambientales

Factores Psicológicos

La ansiedad, el estrés, el aburrimiento, la soledad, la tristeza o la frustración pueden desencadenar episodios de compulsión. La comida se convierte en una herramienta para manejar estas emociones, aunque sólo sea temporalmente.

En la lucha contra la Compulsión Alimentaria, la conciencia es una herramienta poderosa. Reconocer y entender los factores que contribuyen a este comportamiento es un paso esencial hacia la recuperación y el desarrollo de una relación más saludable y equilibrada con la comida.

Presiones Sociales y Culturales

Normas de Belleza: vivimos en una sociedad donde se idolatra un cierto tipo de cuerpo, y esto puede generar presión para ajustarse a esos estándares. Esta presión puede desencadenar comportamientos de alimentación no saludables.

La Cultura del "Comfort Food": a menudo, se promueve la comida como una solución para el bienestar emocional: "chocolate para el desamor", "helado para los días tristes", etc.

Experiencias Traumáticas

Las personas que han experimentado traumas, ya sea en la infancia o en la edad adulta, pueden recurrir a la comida como una forma de autoconsuelo o para reprimir recuerdos dolorosos.

Desequilibrio Hormonal

Las hormonas juegan un papel crucial en la regulación del apetito y la saciedad. Desbalances hormonales, como niveles alterados de leptina o grelina, pueden influir en los patrones de hambre y saciedad.

Restricción Dietética Extrema

Adoptar dietas estrictas o restrictivas puede llevar a episodios de ingesta excesiva. El cuerpo puede reaccionar a la privación alimentaria acumulando energía cuando se presenta la oportunidad.

Problemas de Imagen Corporal

La insatisfacción con el propio cuerpo puede llevar a ciclos de dietas extremas seguidas de episodios de ingesta excesiva, especialmente si la persona se siente frustrada con el progreso de su pérdida de peso.

Factores Ambientales

Estar rodeado de comida constantemente, vivir en un "ambiente obesogénico" donde la comida procesada y poco saludable es fácilmente accesible, puede aumentar las oportunidades y tentaciones de comer compulsivamente.

Este análisis sobre los factores contribuyentes es una pieza clave en el rompecabezas de la Compulsión Alimentaria.

La identificación y comprensión de estos factores pueden proporcionar una base sólida para desarrollar estrategias de intervención y prevención.

🍔 Consecuencias de la Compulsión Alimentaria

- Consecuencias Físicas
- Consecuencias Psicológicas y Emocionales
- Consecuencias Sociales

El impacto de la CA va más allá de la ingesta excesiva ocasional. Afecta tanto al cuerpo como a la mente, generando consecuencias que pueden ser a corto y largo plazo.

Entender estas consecuencias es crucial a la hora de abordar y manejar esta problemática.

Consecuencias Físicas

- **Aumento de Peso:** la ingesta recurrente de grandes cantidades de alimentos, especialmente aquellos ricos en calorías, puede transformarse en aumento de peso que, con el tiempo, puede llevar a la aparición de obesidad.

- **Problemas Digestivos:** los episodios de compulsión pueden generar molestias estomacales, indigestión, acidez o estreñimiento.

- **Enfermedades Crónicas:** la CA puede aumentar el riesgo de enfermedades relacionadas con la dieta y el peso como diabetes mellitus tipo 2, enfermedades cardíacas y ciertos tipos de cáncer.

- **Desbalances Hormonales:** la CA puede alterar las hormonas relacionadas con el apetito y la saciedad.

Consecuencias Psicológicas y Emocionales

- **Culpa y Vergüenza:** después de un episodio, es común sentirse culpable o avergonzado, lo que puede alimentar aún más el ciclo de la compulsión.

- **Baja Autoestima:** la falta de control percibida durante y después de los episodios puede afectar negativamente la imagen y valoración personal.

- **Depresión y Ansiedad:** existe una relación bidireccional entre la CA y estas afecciones; la compulsión puede ser tanto una causa como una consecuencia.

- **Aislamiento Social:** las personas pueden evitar situaciones sociales por temor a ser juzgadas o debido a la vergüenza asociada con su comportamiento.

Consecuencias Sociales

- **Dificultades en las Relaciones:** las tensiones y malentendidos relacionados con la alimentación pueden surgir entre amigos, familiares o parejas.

- **Desempeño Laboral o Académico Afectado:** la obsesión con la comida y los episodios de compulsión pueden distraer o generar ausentismo.

- **Problemas Económicos:** comprar grandes cantidades de alimentos para episodios de compulsión puede llevar a problemas financieros.

Las consecuencias de la Compulsión Alimentaria son multifacéticas y pueden infiltrarse en casi todos los aspectos de la vida de una persona.

Reconocer y entender estas consecuencias es un paso crucial para trazar estrategias para abordar el problema.

La buena noticia es que, con el apoyo y las herramientas adecuadas, es posible superar la CA y construir una relación saludable con la comida.

Herramientas terapéuticas para vencer la Compulsión Alimentaria

Luego de entender los conceptos esenciales sobre la CA, voy a revelarte las técnicas más poderosas para vencer esta situación que, como ya vimos, pueden estar afectando tu calidad de vida.

Es importante que sepas que existen 3 momentos esenciales en relación con la alimentación y la CA:

- Antes de comer
- Durante el acto de comer
- Después de terminar de comer

Si dominas y colocas en práctica algunas terapias y ejercicios, para cada uno de estos momentos, con el objetivo de reprogramar tu mente, te aseguro que en pocos días estarás libre de esta alteración y con control total de tus emociones y acciones.

Recomendaciones para realizar antes de las comidas

1. Pacto de No.
2. Lista de Compras.
3. Controlar la Ansiedad:
    - Respiración profunda.
    - Visualización positiva.
    - Decisión consciente (Pensar antes de comer).
4. Té Normoglicemiante.

Pacto de No

Con el fin de cambiar tus hábitos diarios, debes comprometerte a decir No para todas las situaciones y comportamientos que sabes que te alejan de tu objetivo de controlar y revertir el daño de la DM.

El Pacto de No funciona como un "Guardián Interno", pues habitualmente estamos en piloto automático, o sea, realizamos las acciones sin pensar, comemos y bebemos más de lo necesario y luego sobreviene el sentimiento de culpa.

Entonces, escribe en un cuaderno el Pacto de No

"Yo (tu nombre) me comprometo a decir No para todo lo que me hace daño, de ahora en adelante sólo haré lo que sea mejor para mi salud y no seré víctima de la tentación.

Yo tengo la capacidad de decidir sobre mi vida y me niego a ser presa de los impulsos por muy tentadores que estos puedan ser, me abrazo a mi mismo (a) pues soy el ser humano más increíble que existe y merezco vivir mi vida con salud y felicidad."

💡 Sugerencia del Dr. Quesada

Sugiero repetir en voz alta este Pacto varias veces por día.

Lista de compras

En el capítulo 9 tienes una poderosa Lista de Alimentos para desintoxicar el cuerpo.

Siempre que vayas al mercado de compras lleva la lista contigo y comprométete a sólo comprar lo que está indicado, de esta forma

#yosoylibredecomplicaciones

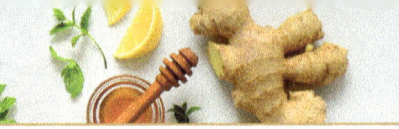

estarás controlando el impulso de comprar alimentos dañinos que afectan tu salud.

Control de ansiedad

Respiración profunda

Tómate unos minutos para hacer algunas respiraciones profundas.

Cierra los ojos, inhala lentamente contando hasta cuatro, mantén la respiración por un segundo y exhala contando hasta cuatro.

Esta técnica ayuda a calmar el sistema nervioso y centrar la mente, preparándote para una comida consciente.

Visualización positiva

Imagina cómo te sientes después de la ingestión de un plato de comida moderado. Visualízate satisfecho (a), energizado (a) y orgulloso (a) de tus elecciones.

Decisión consciente (Pensar antes de comer)

Pregúntate a ti mismo (a): ¿Tengo Hambre Física o Emocional?

Si consideras que es Hambre Emocional, puedes realizar las técnicas anteriores para controlar el impulso de comer.

Té Normoglicemiante antes de las comidas

Recuerda que tienes indicado el Té Normoglicemiante 30 minutos antes de las principales comidas. Esto te ayudará a disminuir la sensación de hambre.

Recomendaciones para realizar mientras estás comiendo

1. Coloque y retire comida en el plato.
2. Comida lejos de la mesa.
3. Coma lentamente.
4. Atención plena (presencia).
5. Pausa en la mitad de la comida.
6. Masticar 20 veces cada bocado hasta llegar a 50 veces.
7. Terminar el plato de comida en no menos de 10 minutos.
8. Conversar con los comensales entre bocado y bocado.
9. Levantarse de la mesa al finalizar el plato de comida.

Colocar y retirar comida en el plato

Sírvase la comida en el plato y luego retire parte de la comida que se sirvió, de esta forma estarás controlando tu impulso de comer más de lo necesario.

Comida lejos de la mesa

Caso sea posible, solicite que no pongan las ollas de comida en la mesa, incluido el postre, así estarás evitando el impulso de servirte de nuevo luego de haber terminado tu plato de comida.

Come lentamente

Tómate el tiempo necesario para masticar cada bocado completamente. Esto permite que las señales de saciedad lleguen a tu cerebro y te ayudará a reconocer cuándo estás lleno (a).

Ten atención plena
(Mindful Eating)

En todo lo que estás comiendo, concéntrate en los sabores, texturas y aromas de tu comida. Apaga las distracciones como la televisión o el teléfono y evita comer de pie o apresurado.

Pausa en la mitad de la comida

Cuando hayas comido la mitad de tu plato, haz una pausa y evalúa tu nivel de hambre y de saciedad. Decide conscientemente si continuarás comiendo o si ya estás satisfecho (a).

Masticar 20 veces cada bocado hasta llegar a 50 veces

Esta es una excelente técnica para controlar la ansiedad pues habitualmente las personas comen muy rápido y casi no trituran los alimentos, los cuales llegan al estómago sin un correcto procesamiento, demorando la señal de la saciedad para el cerebro.

Terminar el plato de comida en no menos de 10 minutos

Tómate el tiempo para masticar cada bocado completamente. Esto permite que las señales de saciedad lleguen a tu cerebro y te ayudará a reconocer cuándo estás lleno.

Conversar con los comensales entre bocado y bocado

Establezca un ambiente familiar libre de problemas y preocupaciones, recuerde los ejercicios de Presencia, Estoy Aquí y Estoy Ahora.

Levantarse de la mesa al finalizar el plato de comida

En el mismo momento en que termines tu plato de comida levántate de la mesa, no esperes para comer la sobremesa.

Si tienes dificultad con el Autocontrol, conversa con los miembros de tu familia y explicales que precisas la ayuda de ellos para no ¨caer en la tentación¨, que por favor sirvan la sobremesa cuando ya hayas terminado y no estes en la mesa.

Recomendaciones para realizar después de comer

1. Registro emocional.
2. Caminata digestiva.
3. Gratitud y auto-reconocimiento.
4. Pediluvio-Ejercicio de Respiración.

Registro emocional

Anota cómo te sientes después de comer. ¿Estás satisfecho, lleno, aún tienes hambre? Registrar tus emociones puede ayudarte a reconocer patrones y ajustar tus hábitos en el futuro.

Caminata digestiva

Si es posible, considera dar un breve paseo. No solo ayuda en la digestión, sino que también sirve como una forma de separación entre el acto de comer y volver a las actividades díarias, reduciendo la posibilidad de "picar" algún otro alimento después de comer.

Gratitud y auto-reconocimiento

Dedica un momento para agradecer la comida que acabas de consumir y reconoce positivamente tus esfuerzos por comer de manera consciente. La autoafirmación puede fortalecer tus hábitos saludables a largo plazo.

Pediluvio-Ejercicio de Respiración

Todos los días, cuando te levantes, realiza el Pediluvio por 30 minutos en las mañanas y a las 9:00 pm. Mientras realizas el Pediluvio, escucha el Audio de Relajación y practica el Ejercicio de Respiración.

✎ Notas Importantes

1. Estas técnicas se complementan entre sí y no es necesario que las apliques todas, puedes testar una por una y luego hacer las que te den más resultados.

2. La CA no es un signo de debilidad o falta de fuerza de voluntad. Es una respuesta compleja a una variedad de factores que pueden abordarse y gestionarse con el conocimiento y el apoyo adecuados.

3. En el caso de la diabetes mellitus, es fundamental saber controlar el impulso, a veces excesivo, de ingerir alimentos sin sentir hambre y, sobre todo, de ingerir dulces y alimentos conocidos por ser nocivos.

Notas del capítulo

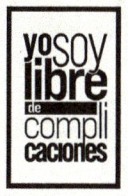

Workbook DE CONTROL

CAPÍTULO 5

Terapeuta, a continuación te comparto **5 preguntas** para responder en base a los conceptos que leíste en el capítulo anterior. La Compulsión Alimentaria y el Hambre Psicológica son "alteraciones" a las que debemos prestar especial atención para no caer en la trampa de comer compulsivamente alimentos que aceleran la aparición de daños neurológicos, renales y cardiovasculares…

Respóndelas a conciencia,
Un gran abrazo

1. La Compulsión Alimentaria puede describirse como un deseo incontrolable de comer, a menudo en grandes cantidades, sin sentir hambre real.
○ Verdadero
○ Falso

2. Las personas que experimentan Compulsión Alimentaria generalmente describen sentimientos de pérdida de control durante los episodios, seguidos de culpa, vergüenza y remordimiento.
○ Verdadero
○ Falso

3. En el Hambre Emocional (psicológica), la comida se convierte en una respuesta no a una necesidad física, sino a un estado emocional.
○ Falso
○ Verdadero

4. No es importante tener una Lista de Compras cuando vas al mercado, pues puedes comprar lo que quieras, sin importar la calidad de la comida.
○ Falso
○ Verdadero

5. En el Pacto del No para cambiar tus hábitos diarios, debes comprometerte a decir No a todas las situaciones y conductas que sabes que te alejarán de tu objetivo de controlar la diabetes.
○ Falso
○ Verdadero

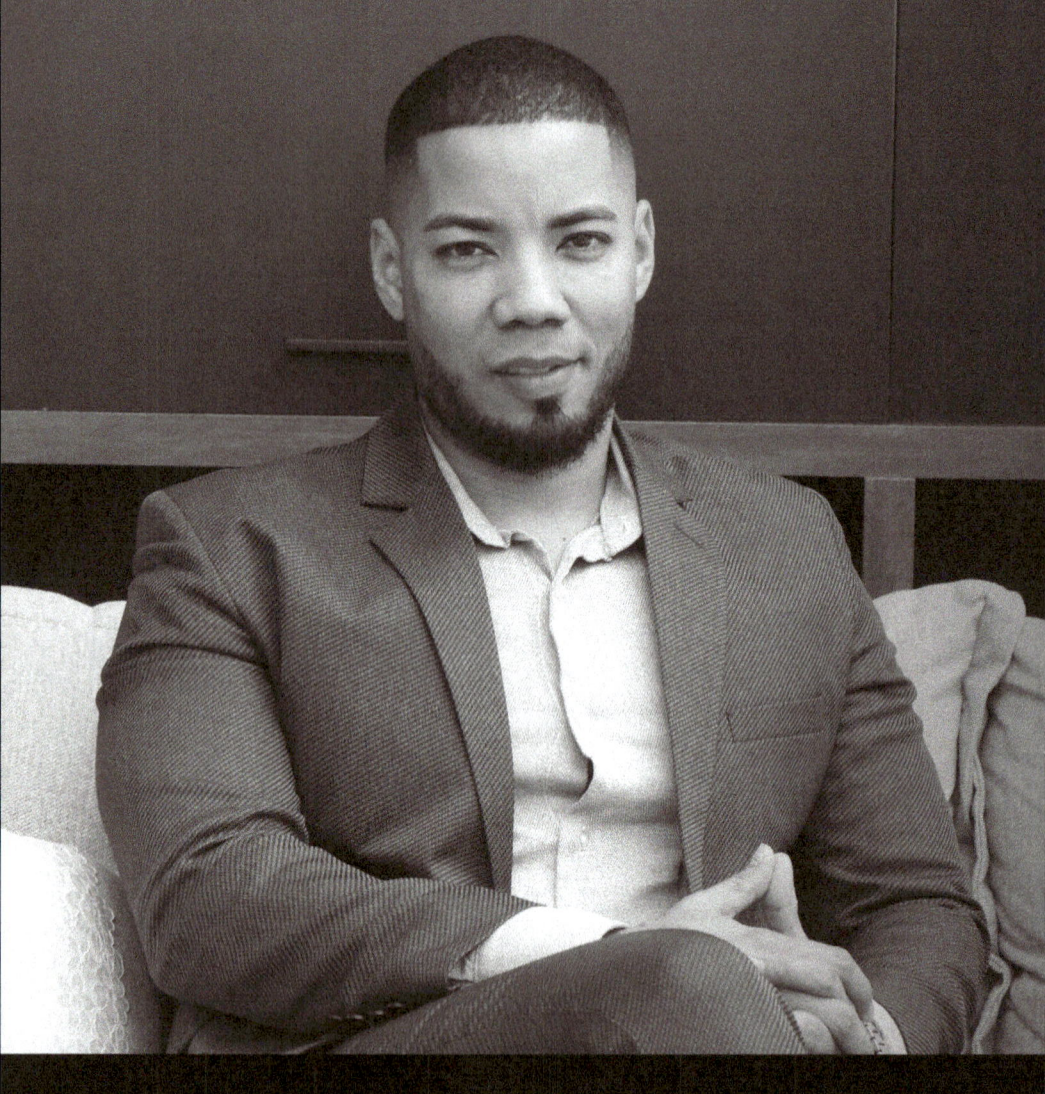

el fin de la
DIABETES MELLITUS

CAPÍTULO 6

RECO MENDA CIONES
GENERALES

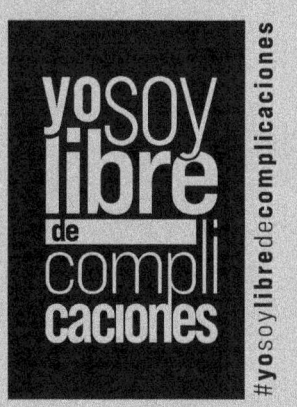

yo soy libre de compli caciones

#yosoylibredecomplicaciones

@dr.aldenquesada

el fin de la
DIABETES MELLITUS

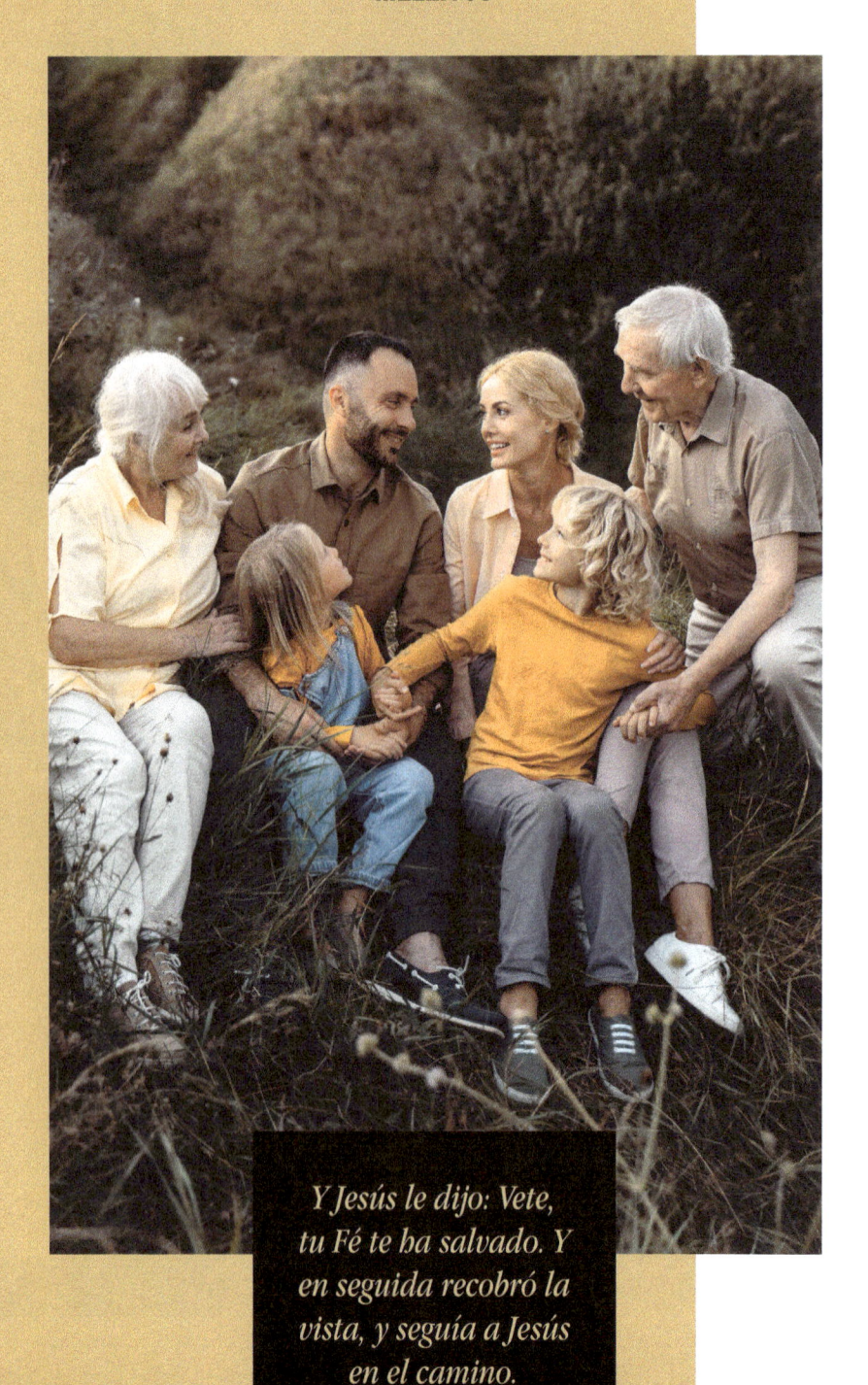

> *Y Jesús le dijo: Vete, tu Fé te ha salvado. Y en seguida recobró la vista, y seguía a Jesús en el camino.*
>
> MARCOS 10:52

Querido Terapeuta, a continuación te comparto todo lo que necesitas para revertir el daño causado por la diabetes mellitus y ser libre de los síntomas, medicamentos, riesgos y complicaciones.

Como podrás ver, son recomendaciones generales, simples, pero muy poderosas, que marcarán la diferencia en tu vida, impactando en tu salud, finanzas y, no menos importante, en la estabilidad familiar.

Lo que necesitas para aplicar el método:

1. Disciplina y perseverancia;
2. Dispositivo para monitorear la glucosa en sangre -glucómetro-;
3. Comprar algunos alimentos y productos naturales;
4. Un termo (de 500ml o un 1 litro) y pajitas gruesas;
5. Una jofaima para hacer el Pediluvio;
6. Audios de Reprogramación Mental, Relajación y Ejercicios Respiratorios
7. Audífonos para escuchar los audios de Reprogramación Mental, Respiración y Relajación.

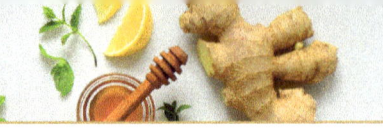

> 💡 **Consejo del Dr. Quesada**
>
> Si tienes un dispositivo Alexa - o similar-, o la posibilidad de comprar uno, puedes configurar las indicaciones díarias estableciendo alarmas, recordatorios y los audios de Reprogramación Mental, Relajación y Ejercicios Respiratorios.
>
> Un dispositivo de este tipo te será muy útil, sobre todo, para las indicaciones que tienes antes de salir de la cama y de dormir.

Por donde comenzar

Como ya te había comentado antes, y me gustaría reforzar, el método debes aplicarlo por 30 días continuos. Sé que será un desafío para ti y es por eso que he estructurado todas las indicaciones para que te sea fácil de entender y, sobre todo, fácil de aplicar.

En el capítulo siguiente, que es el más importante de este libro, podrás ver las indicaciones por horarios del día y me gustaría que comiences dando el primer paso, que sería, desde mi punto de vista, leer el libro y comprar los alimentos que están indicados en la Lista de Compras.

Creo conveniente recordar que en el capítulo final del libro vas a encontrar cómo preparar las Recetas y la Lista de Compra.

Mi sugestión es que a partir de mañana comiences preparando el Té Normoglicemiante y el Jugo de Pepino, pues son indicaciones muy poderosas, económicas y fáciles de hacer, que te reportarán beneficios inmedíatos.

También te invito a que consideres hacer una reunión familiar y comentes que vas a comenzar una nueva jornada en tu vida, por lo cual todo apoyo para complir tus objetivos es bienvenido.

Estoy seguro que vas a recibir ayuda para que tu transformación sea más leve y armónica.

Te exhorto a que estudies y domines todas las indicaciones que tienes para tu día, pues de esta manera podrás saber lo que estás haciendo correctamente y en lo que deberías mejorar.

Por último, quiero que seas consciente de tu progreso, que tengas control y dominio de lo que estás haciendo cada día, para que acompañes tu transformación y recuperes tu estado de salud-libertad.

¡Te espero en el próximo capítulo pues estás a un paso de convertirte en tu Propio Terapeuta!

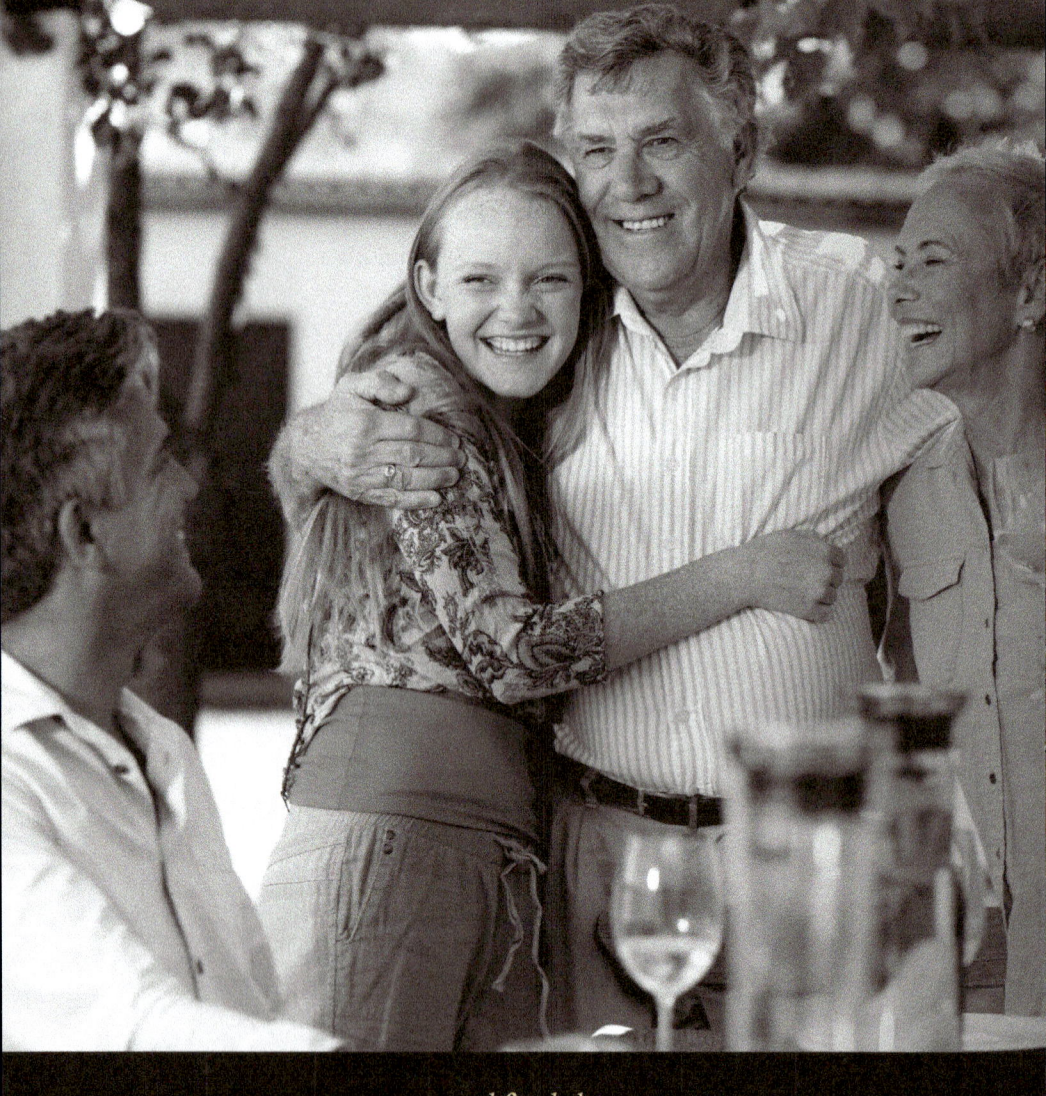

el fin de la
DIABETES MELLITUS

CAPÍTULO 7

RECOMEN DACIONES DÍARIAS

PARA REVERTIR EL DAÑO DE LA DIABETES MELLITUS

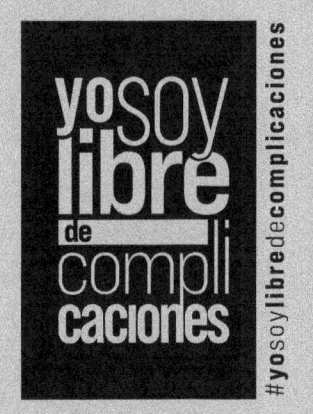

yosoy libre de compli caciones

#yosoylibredecomplicaciones

@dr.aldenquesada

el fin de la
**DIABETES
MELLITUS**

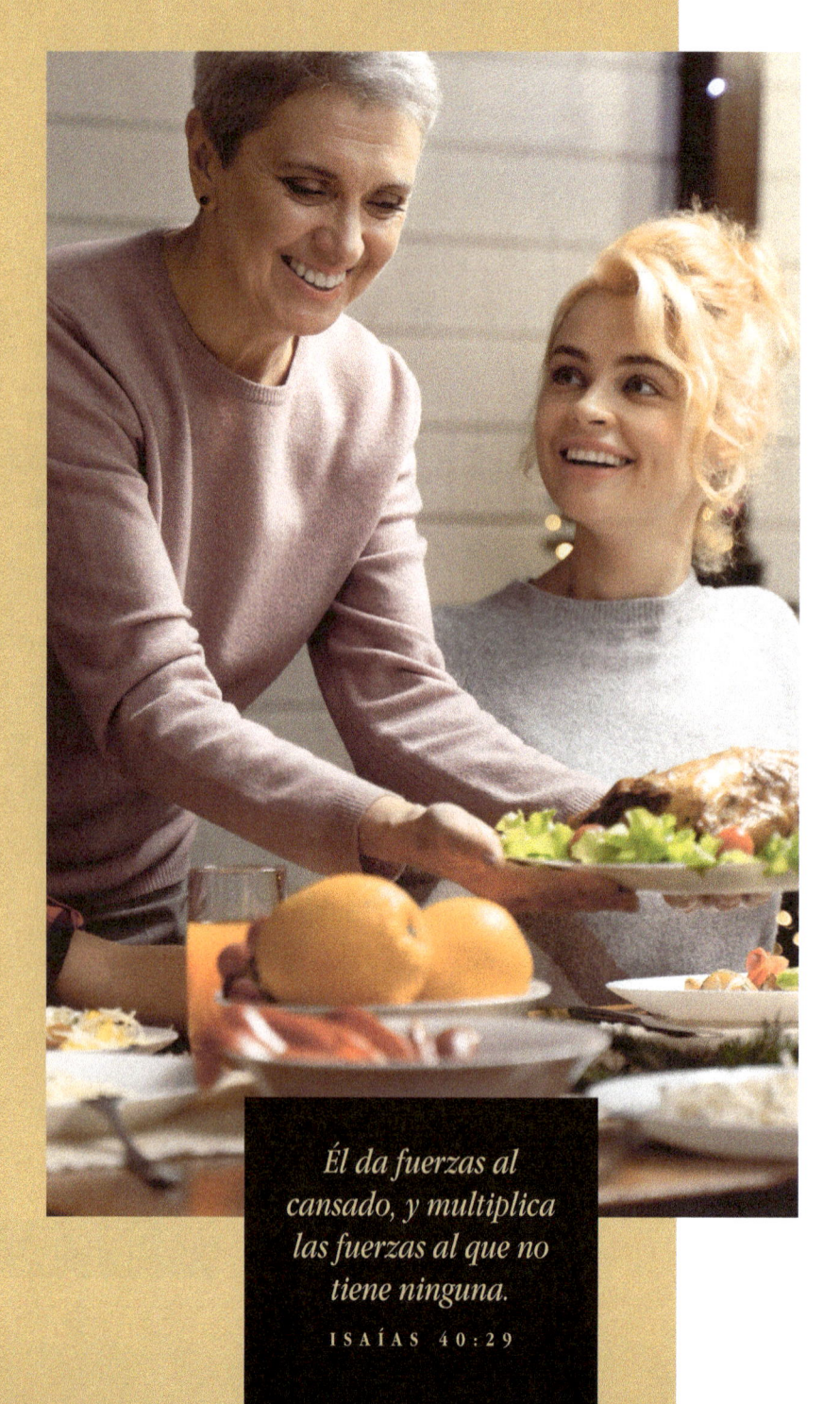

Él da fuerzas al cansado, y multiplica las fuerzas al que no tiene ninguna.

ISAÍAS 40:29

RECOMENDACIONES
diarias

Querido terapeuta, en las páginas siguientes vas a encontrar las recomendaciones, por horarios e indicaciones específicas, que debes realizar todos los días para revertir el daño neurológico, renal y cardiovascular causado por la diabetes mellitus.

Estas indicaciones están fundamentadas en diferentes estudios científicos en los que se comprobaron su eficacia y, sobre todo, que son libres de efectos adversos.

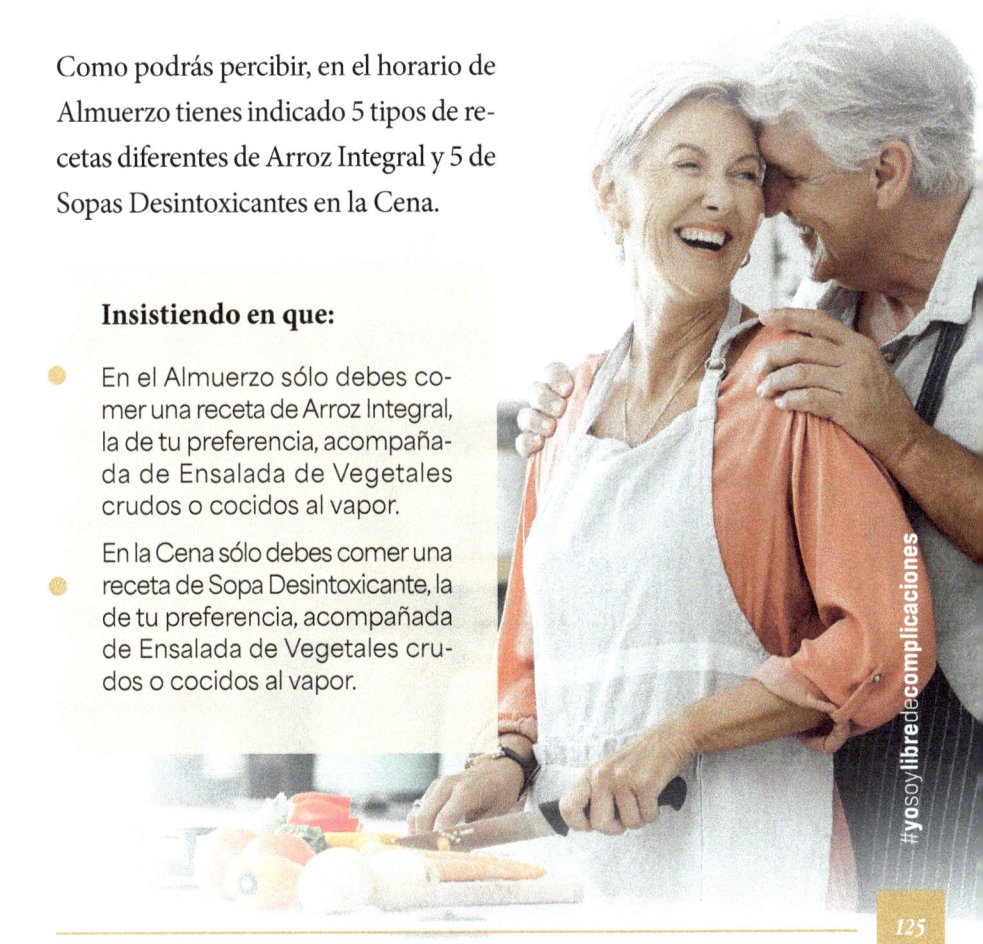

Como podrás percibir, en el horario de Almuerzo tienes indicado 5 tipos de recetas diferentes de Arroz Integral y 5 de Sopas Desintoxicantes en la Cena.

Insistiendo en que:

- En el Almuerzo sólo debes comer una receta de Arroz Integral, la de tu preferencia, acompañada de Ensalada de Vegetales crudos o cocidos al vapor.

- En la Cena sólo debes comer una receta de Sopa Desintoxicante, la de tu preferencia, acompañada de Ensalada de Vegetales crudos o cocidos al vapor.

Para que te sea más fácil, y con carácter meramente orientador, te propongo 5 Menús de almuerzo y comida - de lunes a viernes-, pero siéntete libre de realizar la combinación que desees de Arroz Integral y Sopa Desintoxicante cualquier día de la semana.

El resto de las indicaciones son las mismas por 30 días.

También es importante recordar que en los próximos capítulos vas a encontrar toda la información sobre cómo hacer, y preparar, las indicaciones.

✎ *Notas Importantes*

1. Respeta los horarios pero, si te es difícil realizar la indicación en el horario recomendado, te sugiero que busques opciones. Dicho de otra forma, puedes hacer las indicaciones antes o después de la hora indicada, pero no dejes de hacerlas.
2. Nunca debes hacer las recetas del Almuerzo para la Comida ni viceversa.
3. En el caso de que trabajes fuera de tu casa, sugiero que lleves en termos el Té Normoglicemiante, el Jugo de Pepino y el Almuerzo.
4. Es importante que siempre tengas el seguimiento de tu médico, sobre todo si tienes alguna condición de salud -entiéndase alguna enfermedad- pre existente.

Por último, además de las Recomendaciones Díarias, tendrás 3 Tablas de Control.

- La primera Tabla es para que lleves el control de la glicemia en horarios específicos del día y puedas acompañar tu evolución.

- La segunda Tabla es para que marques como realizadas las recomendaciones terapéuticas díarias.

- La tercera Tabla es para que lleves el control de la evolución de los síntomas.

Los tres Sistemas de Control trabajan juntos para proporcionar un seguimiento eficaz de la reversión del daño de la diabetes mellitus después de iniciar el programa de Desintoxicación Corporal.

Medir la glicemia en momentos específicos, controlar las recomendaciones díarias y monitorear la evolución de los síntomas, ayudan a mantener el proceso bajo estricto control, reduciendo el riesgo de complicaciones graves y fallas en el programa.

Es importante que te comprometas a registrar díariamente la información solicitada, esto te dará la confianza y seguridad necesaria para dar, cada día, un paso más hacia tu libertad.

💡 *Consejo del Dr. Quesada*

Esfuérzate al máximo para cumplir con el programa como está indicado, siguiendo las recetas y los horarios propuestos con disciplina y compromiso.

EL FIN DE LA DIABETES MELLITUS

- **Al despertarte -antes de salir de la cama-**
  - Escucha el audio de Reprogramación Mental
  - Realiza los ejercicios de Corrección Postural e Hipopresivos

7:00 am - 7:30 am
Ayuno

8:00 am - 8:30 am
Desayuno

10:00 am - 10:30 am
Merienda de la Mañana

1 Al levantarte:
Realiza el primer control de la glicemia

2 2 horas después de Desayuno:
Realiza el segundo control de la glicemia

INDICACIONES DE LA MAÑANA

#yosoylibredecomplicaciones

RECOMENDACIONES DIARIAS PARA REVERTIR EL DAÑO DE LA DIABETES MELLITUS

- **10 minutos antes del almuerzo:** *Shot Inmunoestimulante*
- **12:00 pm - 1:00 pm** *Almuerzo*
- **4:00 pm - 4:30 pm** *Merienda de la Tarde*
- **10 minutos antes de la Cena:** *Shot Inmunoestimulante*
- **7:00 pm - 8:00 pm** *Cena*
- **9:00 pm - 9:30 pm** *Té Normoglicemiante* *Pedilúvio*
- **10:00 pm - 10:30 pm** *Shot Desintoxicante*

3 — 2 horas después de Almuerzo: Realiza el tercer control de la glicemia

4 — 2 horas después de la Cena: Realiza el cuarto control de la glicemia

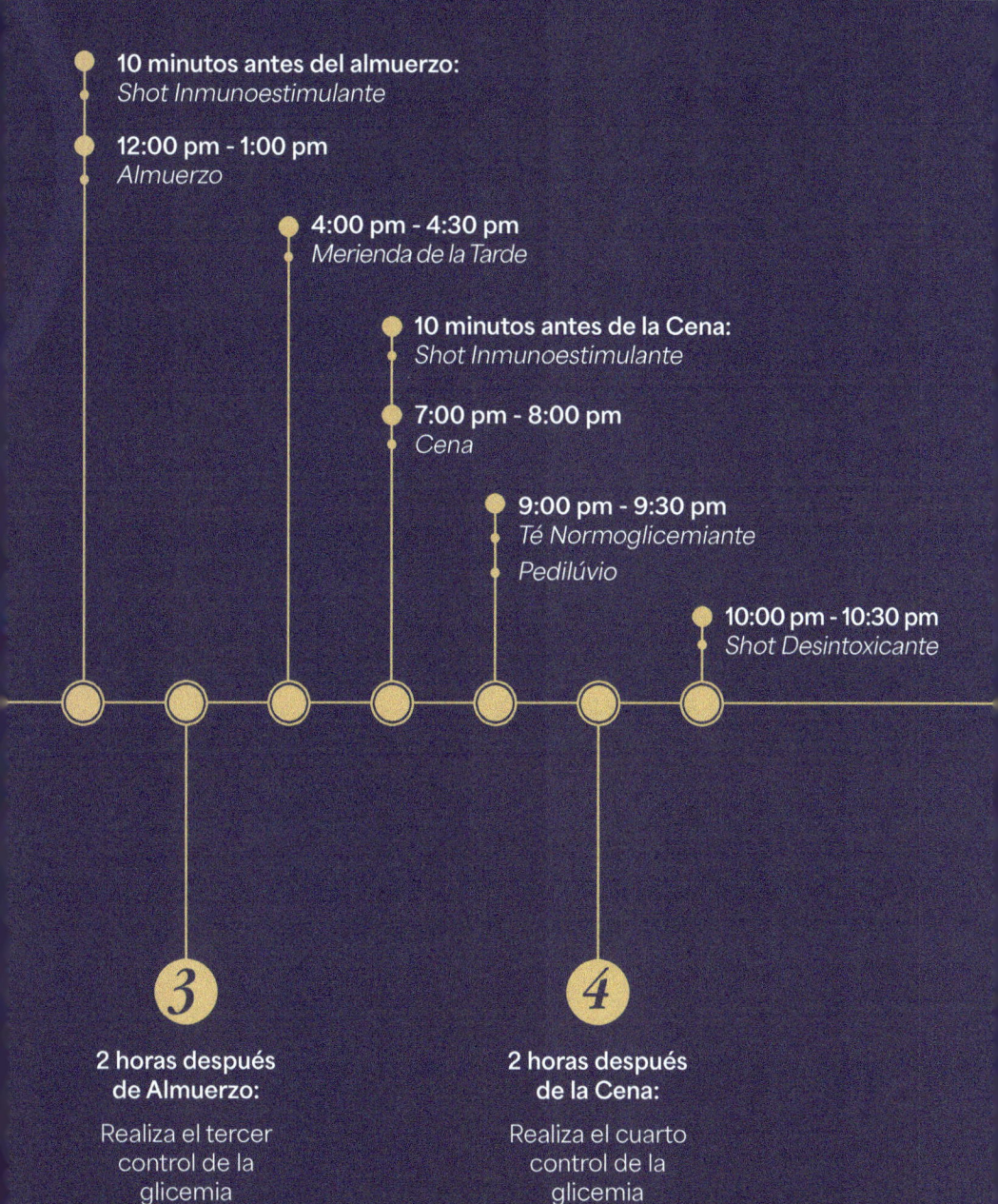

INDICACIONES DE LA TARDE-NOCHE

#yosoylibredecomplicaciones

resumen
DE LAS INDICACIONES

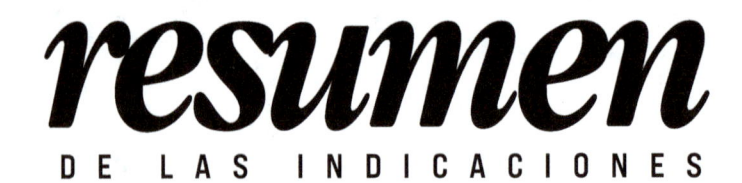

AL DESPERTARTE -*Antes de salir de la cama-*

1. Escucha el audio de Reprogramación Mental
2. Realiza los ejercicios de Corrección Postural e Hipopresivos

7:00 AM - 7:30 AM - *Ayuno*

Comience su día:

1. Tomando el Té Normoglicemiante acompañado de Ajo y Aloe Vera
2. Haciendo el Pediluvio con los Ejercicios de Respiración

8:00 AM - 8:30 AM - *Desayuno*

Te propongo 3 excelentes opciones:

- Jugo de Cereza natural con Jengibre y Cúrcuma
- Jugo de Naranja natural con Jengibre y Cúrcuma
- Jugo de Piña natural con Jengibre y Cúrcuma

Nota Importante: Puedes tomar dos vasos grandes de una de las opciones, hasta sentirte satisfecho (a), pues son potentes jugos antiinflamatorios.

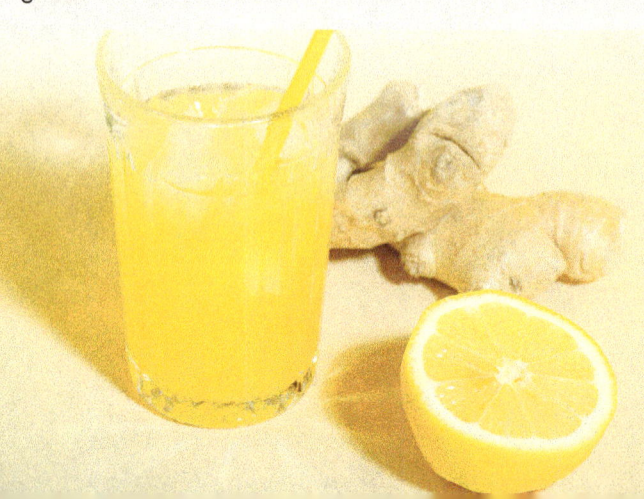

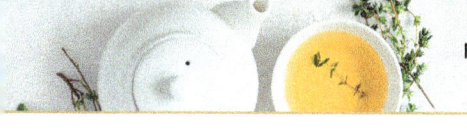

10:00 AM - 10:30 AM - *Merienda de la mañana*

Prepara un Jugo de Pepino, con Cundeamor, Cereza, Chayote y Limón

Nota Importante: Puedes tomar dos vasos grandes de este jugo, hasta sentirte satisfecho (a), pues es un potente jugo normoglicemiante.

12:00 PM – 1:00 PM - *Almuerzo*

1. **10 minutos antes del almuerzo:**
 - Shot Inmunoestimulante

2. **Te propongo 5 excelentes opciones:**
 - Arroz Integral con Garbanzos
 - Arroz Integral con Quinoa
 - Arroz Integral con Maíz
 - Arroz Integral con Lentejas
 - Arroz Integral con Millo o Cebada

Notas Importantes

1. Siempre debes acompañar las recetas de Arroz Integral con abundante Ensalada de Vegetales crudos o cocidos al vapor, aderezada con Limón, Sal Marino y Vinagre de Manzana.

2. No te olvides de añadir, por encima de tus comidas, Linaza, Chía y Sésamo - Ajonjolí- (en polvo es mejor), luego de estar servida en la mesa.

4:00 PM - 4:30 PM - *Merienda de la tarde*

Prepara, y toma, un Jugo de Pepino con Cundeamor, Cereza, Chayote y Limón

Nota Importante: Puedes tomar dos vasos grandes de este jugo, hasta sentirte satisfecho (a), pues es un potente jugo normoglicemiante.

7:00 PM - 8:00 PM - *Cena*

1. **10 minutos antes de la Cena:** Shot Inmunoestimulante
2. **Te propongo 5 excelentes opciones:**
   - Guiso de Cebada
   - Sopa de Lentejas
   - Sopa de Maíz
   - Sopa de Miso
   - Sopa de Millo y Vegetales Dulces

> ### ✎ *Notas Importantes*
>
> 1. Siempre debes acompañar las recetas de Arroz Integral con abundante Ensalada de Vegetales crudos o cocidos al vapor, aderezada con Limón, Sal Marino y Vinagre de Manzana.
>
> 2. No te olvides de añadir, por encima de tus comidas, Linaza, Chía y Sésamo - Ajonjolí- (en polvo es mejor), luego de estar servida en la mesa.

9:00 PM - 9:30 PM - *Té Normoglicemiante - Pediluvio*

1. Prepara el Té Normoglicemiante de Romero, Canela, Pata de vaca y hoja de Guayaba, agregando el jugo de un Limón en el momento de tomar, cuando ya esté tibio.

2. Prepara el Pediluvio y, en cuanto lo realizas, toma tu delicioso Té Normoglicemiante y escucha Música Relajante acompañada de Ejercicios de Respiración.

10:00 PM - 10:30 PM - *Shot Desintoxicante*

Luego de haber tomado el Té Normoglicemiante y realizar el Pediluvio, es recomendable que prepares un Shot de Aceite de Oliva Extra Virgen con el jugo de un (1) Limón.

RECOMENDACIONES DÍARIAS PARA REVERTIR EL DAÑO DE LA DIABETES MELLITUS

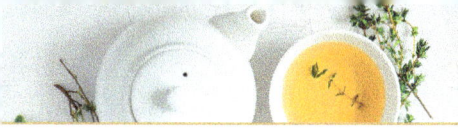

✎ *Nota Importante*

Este Shot puede resultar desagradable al paladar, por lo que te sugiero que lo tomes de un sorbo, sin "pensarlo 2 veces", o que le adiciones una pizca de Miel, siempre que esté comprobado que la ingestión de Miel no aumenta tus cifras de glicemia.

En las siguientes páginas encontrarás la descripción de las Indicaciones por horarios específicos, sus objetivos y notas importantes para asegurar el éxito de tu proceso para revertir el daño causado por la diabetes mellitus ¡Vamos juntos!

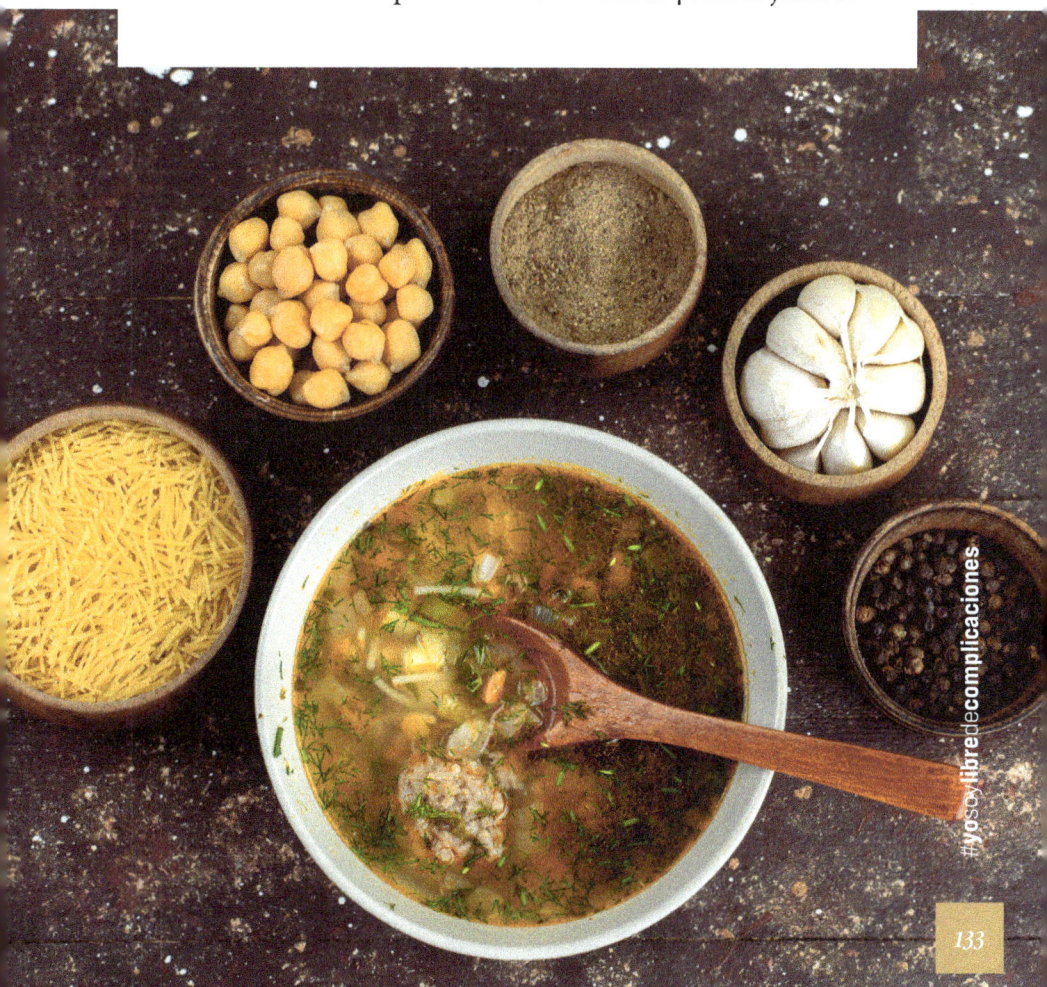

#yosoylibredecomplicaciones

EL FIN DE LA DIABETES MELLITUS

Al levantarte

ANTES DE SALIR DE LA CAMA

- Audio de Reprogramación Mental
- Ejercicios Hipopresivos

HORARIO RECOMENDADO
cuando te levantes, luego de abrir los ojos y antes de salir de la cama.
TIEMPO: 3-5 MINUTOS
(1 minuto para cada ejercicio).

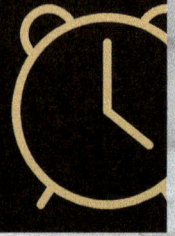

☆ Objetivos

- Criar uma actitud mental positiva.
- Aumentar la energía y disposição.
- Controlar la compulsión alimentaria.
- Eliminar la retención de líquidos.
- Disminuir la circunferencia abdominal.
- Estimular el funcionamento intestinal.
- Favorecer el proceso de eliminación corporal de substancias tóxicas.

♡ Recomendación

Al despertar, cuando abras los ojos, lo primero que te recomiendo hacer es:

- Escucha un audio de Reprogramación Mental.
- Realizar 3 ejercicios de Corrección Postural e Hipopresivos.
    1. Rodillas al pecho
    2. Rotación de cadera
    3. Elevación de caderas

✏ Notas Importantes

1. Esta indicación es la primera que debes realizar en el día, o sea, si te levantas a las 10:00 am, es lo primero que debes hacer.
2. Si tienes un aparato de sonido como Alexa, puedes programar una alarma para despertar con el Audio de Reprogramación Mental, de lo contrario puedes buscar los audios en Youtube, Spotify, etc.
3. Los tres ejercicios debes de realizarlos en la cama y la descripción, paso a paso de como hacerlos, está en el capítulo de Recetas y Procedimientos.
4. En el caso de que tengas contraindicado hacer ejercicios posturales, simplemente no lo hagas, sólo escucha el audio de Reprogramación Mental.

EL FIN DE LA DIABETES MELLITUS

ayuno

- Té Normoglicemiante
- Pediluvio
- Ejercicios de Respiración

Objetivos

- Controlar la glicemia.
- Disminuir el Hambre Física y Psicológica.
- Fortalecer la inmunidad.
- Favorecer el proceso de eliminación de toxinas por las vías naturales del cuerpo.
- Estimular el proceso de regeneración y reversión del daño de las células, tejidos y órganos del cuerpo.

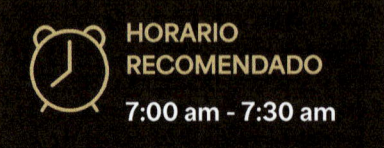

HORARIO RECOMENDADO
7:00 am - 7:30 am

Recomendación

Cuando te levantes, prepara el Té Normoglicemiante de Romero, Canela, Pata de Vaca y hojas de Guayaba, agregando el jugo de un Limón en el momento de tomar, cuando ya esté tibio.

En cuanto esperas a que el Té Normoglicemiante se enfríe, prepara el Pediluvio (Capítulo 10).

Cuando ya esté listo el Pediluvio, sumerge los pies en el agua por 30 minutos y comienza a tomar el Té Normoglicemiante.

Acompaña el Té con 2 fragmentos de Aloe Vera (Sábila), previamente congelados, y un (1) diente de Ajo, finamente cortado en el momento de consumir.

Toma un sorbo del Té y, entre sorbos, realiza 2 respiraciones abdominales profundas mirando hacia el Sol, hasta terminar todo el vaso.

En cuanto realizas el Pediluvio, puedes colocar una música relajante para comenzar el día en armonía.

✎ Notas Importantes

1. Si tienes alergia conocida a algún ingrediente simplemente no lo consumas, prepara el Té con los otros productos indicados.
2. Esta indicación es la primera que debes realizar luego de levantarte, o sea, si te levantas a las 10:00 am, es lo primero que debes hacer.
3. Debes preparar 1 ½ litros de este Té Normoglicemiante y tomarlo como agua común, en los horarios recomendados.

- **07:00 am**   Tome una taza en Ayunas.
- **11:30 am**   Tome una taza 30 minutos antes del Almuerzo.
- **02:00 pm**   Tome una taza 2 horas después del Almuerzo.
- **06:30 pm**   Tome una taza 30 minutos antes de la Cena.
- **09:00 pm**   Tome una taza 2 horas después de la Cena.

4. Si tienes restricción en la ingesta diaria de líquidos, por la presencia de una condición como Insuficiencia Cardíaca o Renal, sólo debes preparar la cantidad de Té Normoglicemiante según la recomendación de tu médico.
5. No coloques ningún edulcorante-azúcar o semejantes- para endulzar el Té.
6. Nunca debes adicionar el jugo del Limón en las bebidas calientes, pues pierde sus propiedades benéficas.

🌷 En relación al Aloe Vera

1. Si tienes algún grado, o sospecha, de Insuficiencia Renal, no consumas el Aloe Vera.
2. Caso no tengas ninguna contraindicación, consume el Aloe Vera por 30 días y luego descansa 30 días y así repites el ciclo (30 días de consumo - 30 días sin tomarlo).

EL FIN DE LA DIABETES MELLITUS

desayuno

 Jugo de Cereza   Jugo de Naranja   Jugo de Piña

🎯 Objetivos

- Controlar la glicemia.
- Aporte de nutrientes de alto valor biológico.
- Disminuir el Hambre Física y Psicológica.
- Favorecer el proceso de eliminación de toxinas por las vías naturales del cuerpo.
- Estimular el proceso de regeneración y reversión del daño de las células, tejidos y órganos del cuerpo.

HORARIO RECOMENDADO
8:00 am - 8:30 am

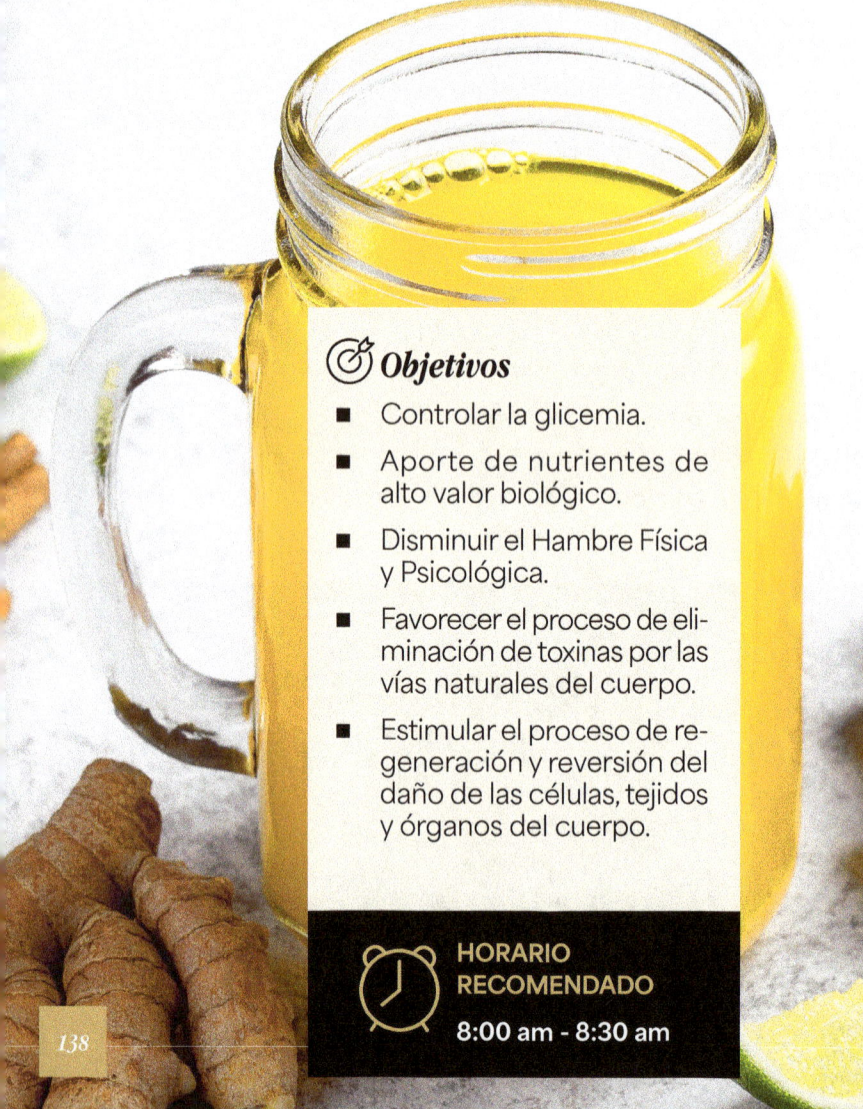

RECOMENDACIONES DIARIAS PARA REVERTIR EL DAÑO DE LA DIABETES MELLITUS

♡ Recomendación

Luego de haber realizado las indicaciones propuestas en *Ayuno*, te sugiero aguardar aproximadamente 1 hora para consumir el *Desayuno*. De esta manera favorecemos la correcta absorción del Aloe Vera y el Ajo.

🍷 Te propongo 3 excelentes opciones:

- Jugo de Cereza natural com Jengibre y Cúrcuma
- Jugo de Naranja natural con Jengibre y Cúrcuma
- Jugo de Piña natural con Jengibre y Cúrcuma

Puedes tomar dos vasos grandes de una de las opciones, hasta sentirte satisfecho (a), pues son potentes jugos antiinflamatorios.

✎ Notas Importantes

1. Si tienes alergia conocida a algún ingrediente simplemente no lo consumas, prepara el jugo con los otros productos indicados.
2. Esta indicación es la primera ingestión de alimentos que debes realizar en el día, o sea, siempre después de la propuesta para el Ayuno.
3. No coloques ningún edulcorante-azúcar o semejantes- para endulzar las recetas.
4. La cantidad de Jengibre y Cúrcuma debe ser al gusto, agradable al paladar.

#yosoylibredecomplicaciones

merienda
DE LA MAÑANA

Jugo de Pepino con Cundeamor, Cereza, Chayote y Limón

🎯 Objetivos

- Controlar la glicemia.
- Controlar la presión arterial.
- Fortalecer la inmunidad.
- Aporte de nutrientes de alto valor biológico.
- Disminuir el Hambre Física y Psicológica.
- Favorecer el proceso de eliminación de toxinas por las vías naturales del cuerpo.
- Estimular el proceso de regeneración y reversión del daño de las células, tejidos y órganos del cuerpo.

HORARIO RECOMENDADO
10:00 am - 10:30 am

🗨 Recomendación

Después de haber realizado las recomendaciones propuestas en Ayuno y el Desayuno, te sugiero un refrigerio que es muy importante para continuar desintoxicando el cuerpo y aportando nutrientes.

🥤 Propuesta

Prepara un Jugo de Pepino, con Cundeamor, Cereza, Chayote y Limón.

Puedes tomar dos vasos grandes de este jugo, hasta sentirte satisfecho (a), pues es un potente antiinflamatorio y normoglicemiante.

✎ Notas Importantes

1. Si tienes alergia conocida a algún ingrediente simplemente no lo consumas, prepara el Jugo con los otros productos indicados.

2. No es imprescindible que tomes este jugo en las mañanas, sobre todo si te levantas tarde, pues deberás priorizar las indicaciones de Ayuno y Desayuno.

3. Todos los ingredientes deben ser ¨a tu gusto¨, sin forzar las dosis.

4. No coloques ningún edulcorante-azúcar o semejantes- para endulzar.

5. Sugiero que tomes el jugo con un absorbente, un sorbo cada 30 segundos, para que no te resulte desagradable.

6. Puedes preparar una mayor cantidad de este jugo, llevarlo para el trabajo en un termo y beber siempre que tengas hambre.

7. Si tienes restricción en la ingesta díaria de líquidos, por la presencia de una condición como Insuficiencia Cardíaca o Renal, debes preparar la cantidad de Jugo según la recomendación de tu médico.

shot
INMUNOESTIMULANTE

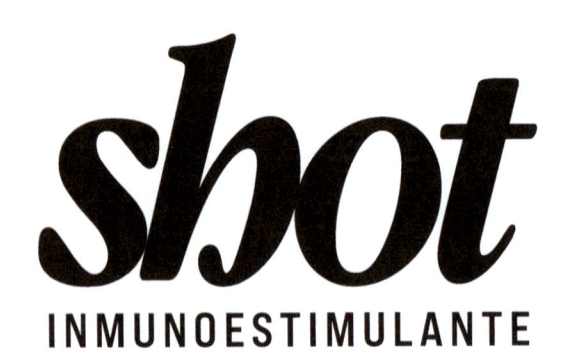

Vinagre de Manzana y Propóleo

🎯 Objetivos
- Controlar la glicemia.
- Eliminar los radicales libres.
- Favorecer la digestión.
- Fortalecer la inmunidad.

HORARIO RECOMENDADO

10 minutos antes del Almuerzo y Cena durante 30 días.

Propuesta

Antes del Almuerzo y de la Cena, toma una dosis de Vinagre de Manzana en un vaso de agua, añadiendo 5 gotas de Propóleo y el zumo de 1 Limón.

Notas Importantes

1. Si tienes alergia conocida a uno de los ingredientes (Vinagre de Manzana o Propóleo), simplemente no lo coloques en el Shot.
2. En el Capítulo 10 está descrito cómo preparar este Shot Inmunoestimulante.

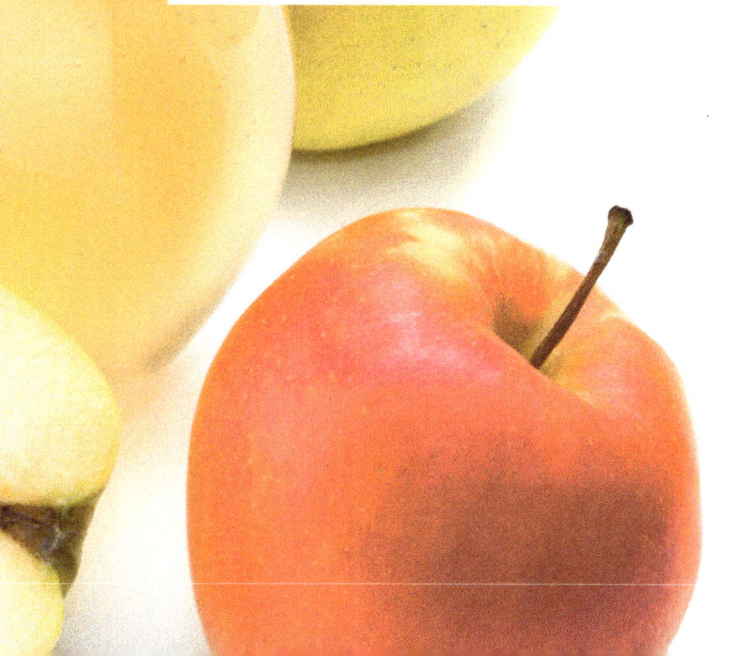

EL FIN DE LA DIABETES MELLITUS

almuerzo

Arroz Integral con Verduras y Vegetales

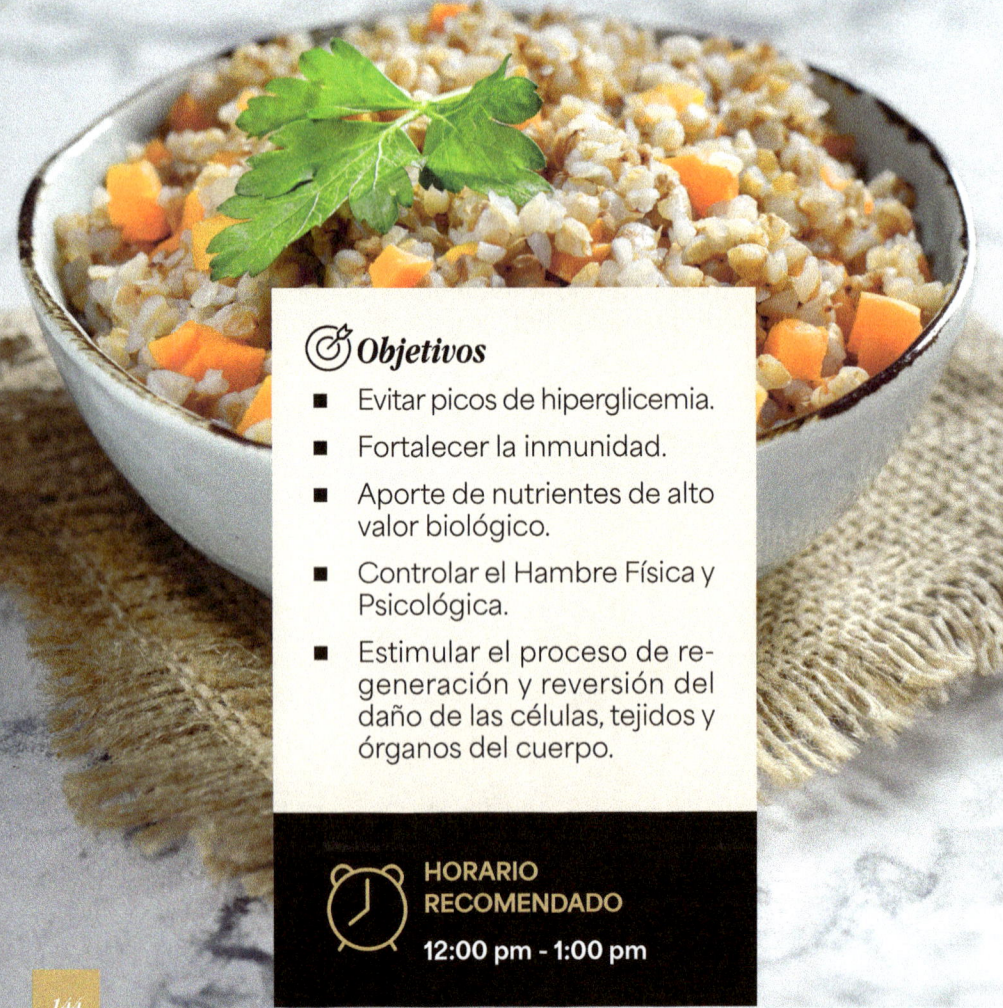

🎯 Objetivos

- Evitar picos de hiperglicemia.
- Fortalecer la inmunidad.
- Aporte de nutrientes de alto valor biológico.
- Controlar el Hambre Física y Psicológica.
- Estimular el proceso de regeneración y reversión del daño de las células, tejidos y órganos del cuerpo.

HORARIO RECOMENDADO
12:00 pm - 1:00 pm

♡ Recomendación

1. Prepare y tome el Shot Inmunoestimulante 10 minutos antes del Almuerzo.
2. El almuerzo corresponde al inicio del periodo de ingesta de alimentos sólidos del día, por lo que es de gran importancia. Para cumplir con el propósito de desintoxicar el cuerpo, estos alimentos deben ser ricos en nutrientes que favorezcan el proceso de nutrición y reparación celular.

Te propongo 5 excelentes opciones:

- Arroz Integral con Lentejas
- Arroz Integral con Garbanzos
- Arroz Integral con Quinoa
- Arroz Integral con Maíz
- Arroz integral con Millo o Cebada

⌒ Sugestiones

Debes acompañar las recetas de Arroz Integral con abundante Ensalada de Vegetales crudos o cocidos al vapor.

Es importante que coloques, por encima de tus comidas, Linaza, Chía y Sésamo -Ajonjolí- (en polvo es mejor), luego de estar servida en la mesa.

✎ Notas Importantes

1. Si tienes alergia conocida a algún ingrediente simplemente no lo consumas, prepara las recetas con los otros productos indicados.
2. Esta indicación es tu primera comida sólida del día, por lo que debes ajustarte a las recetas sugeridas para que el cuerpo reciba alimentos ricos en macro y micronutrientes de alto valor biológico, que promuevan el proceso de reparación y restauración celular.
3. Puedes comer hasta sentirte satisfecho (a), sin restricción de cantidad, pero debes priorizar la ingestión de ensalada de vegetales.
4. Evita tomar agua, o algún otro líquido, durante y hasta 1 hora después de las comidas
5. Mastica entre 20 y 50 veces cada bocado de comida, hasta que quede totalmente triturada en la boca.

merienda
DE LA TARDE

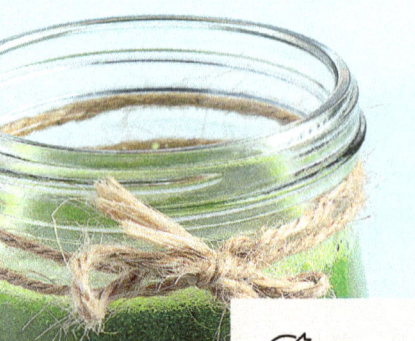

Jugo de Pepino con Cundeamor, Cereza, Chayote y Limón.

🎯 Objetivos

- Controlar la glicemia.
- Controlar la presión arterial.
- Fortalecer la inmunidad.
- Aporte de nutrientes de alto valor biológico.
- Disminuir el Hambre Física y Psicológica.
- Favorecer el proceso de eliminación de toxinas por las vías naturales del cuerpo.
- Estimular el proceso de regeneración y reversión del daño de las células, tejidos y órganos del cuerpo.

HORARIO RECOMENDADO
4:00 pm - 4:30 pm

♡ Recomendación

En este horario es importante que realicemos la ingestión de alimentos que nos sustenten pues generalmente es cuando el Hambre Física, o Psicológica, es más intensa.

🥤 Propuesta

Prepara, y toma, un Jugo de Pepino con Cundeamor, Cereza, Chayote y Limón.

Puedes tomar dos vasos grandes de este jugo, hasta sentirte satisfecho (a), pues es un potente antiinflamatorio y normoglicemiante.

✎ Notas Importantes

1. Si tienes alergia conocida a algún ingrediente simplemente no lo consumas, prepara el Jugo con los otros productos indicados.
2. Todos los ingredientes deben ser "a tu gusto", sin forzar las dosis.
3. No coloques ningún edulcorante-azúcar o semejantes- para endulzar el jugo.
4. Sugiero que tomes el jugo con un absorbente, un sorbo cada 30 segundos, para que no te resulte desagradable.
5. Si tienes restricción en la ingesta díaria de líquidos por la presencia de una condición como Insuficiencia Cardíaca o Renal, sólo debes preparar la cantidad de Jugo según la recomendación de tu médico.

cena

🎯 *Objetivos*

- Evitar picos de hiperglicemia.
- Fortalecer la inmunidad.
- Aporte de nutrientes de alto valor biológico.
- Controlar el Hambre Física y Psicológica.
- Estimular el proceso de regeneración y reversión del daño de las células, tejidos y órganos del cuerpo.

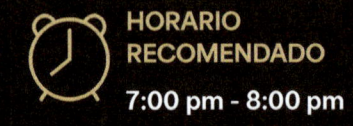

HORARIO RECOMENDADO
7:00 pm - 8:00 pm

♡ Recomendación

La Cena debe cumplir con dos preceptos fundamentales para estimular el proceso de Desintoxicación Corporal:

1. Ser abundante en micro e macronutrientes.
2. Ser de fácil absorción por el sistema digestivo.

Te propongo 5 excelentes opciones:

- Guiso de Cebada
- Sopa de Lentejas
- Sopa de Maíz
- Sopa de Miso
- Sopa de Millo y Vegetales Dulces

📎 Sugestiones

- Debes acompañar las recetas de Sopa con abundante Ensalada de Vegetales crudos o cocidos al vapor.

- Es importante que coloques, por encima de tus comidas, Linaza, Chía y Sésamo - Ajonjolí- (en polvo es mejor), luego de estar servida en la mesa.

✎ Notas Importantes

1. Si tienes alergia conocida a algún ingrediente simplemente no lo consumas, prepara las recetas con los otros productos indicados.
2. Puedes pasar la sopa por la Licuadora para que quedé con mejor consistencia y gusto.
3. Puedes comer hasta sentirte satisfecho (a), sin restricción de cantidad.
4. Evita tomar agua, o algún otro líquido, durante y hasta 1 hora después de las comidas
5. Mastica entre 20 y 50 veces cada bocado de comida, hasta que quede totalmente triturada en la boca.

#yosoylibredecomplicaciones

té normoglicemiante

PEDILUVIO
AUDIO DE RELAJACIÓN

Té de Romero, Canela, Pata de Vaca y hojas de Guayaba.

🎯 Objetivos

- Evitar picos de hiperglicemia nocturna.
- Estimular el sueño profundo y reparador.
- Disminuir el Hambre Física y Psicológica.
- Fortalecer la inmunidad.
- Favorecer el proceso de eliminación de toxinas por las vías naturales del cuerpo.
- Estimular el proceso de regeneración y reversión del daño de las células, tejidos y órganos del cuerpo.

HORARIO RECOMENDADO
9:00 pm - 9:30 pm

♡ Recomendación

Aproximadamente 2 horas después de la Cena, es común que la glicemia comience a subir pues ya se está realizando la absorción de los nutrientes, incluyendo glucosa.

Es por eso que en esté horario -9:00 pm-, debemos tener la precaución de ingerir el Té Normoglicemiante que garantice la entrada de glucosa al interior de las células, evitando los picos de hiperglicemia nocturnos y las complicaciones agudas.

☕ Propuesta

Prepara el Té Normoglicemiante de Romero, Canela, Pata de Vaca y hojas de Guayaba, agregando el jugo de un Limón en el momento de tomar, cuando ya esté tibio.

Prepara el Pediluvio y, en cuanto lo realizas, toma tu delicioso Té Normoglicemiante y escucha un Audio Relajante acompañado de Ejercicios de Respiración.

✎ Notas Importantes

1. Si tienes alergia conocida a algún ingrediente simplemente no lo consumas, prepara el Té con los otros productos indicados.

2. Este Té Normoglicemiante es el mismo que preparaste en la mañana - para tomar en Ayunas y como agua común antes y después de las comidas-, por lo que debes guardarlo en un termo y haber tomado, por lo menos, 1 litro en el día.

3. Si tienes restricción en la ingesta díaria de líquidos, por la presencia de una condición como Insuficiencia Cardíaca o Renal, sólo debes preparar la cantidad de Té según la recomendación de tu médico.

4. No coloques ningún edulcorante-azúcar o semejantes- para endulzar el Té.

5. Nunca debes adicionar el jugo del Limón en las bebidas calientes, pues pierde sus propiedades benéficas.

shot

DESINTOXICANTE

Aceite de Oliva
Extra Virgen con Limón

🎯 *Objetivos*

- Desintoxicar el hígado y las vías biliares.
- Estimular el tránsito intestinal.
- Fortalecer la inmunidad.
- Favorecer la eliminación de toxinas por las vías naturales del cuerpo.
- Estimular el proceso de regeneración y reversión del daño de las células, tejidos y órganos del cuerpo.

HORARIO RECOMENDADO
10:00 pm - 10:30 pm

Propuesta

Luego de haber tomado el Té Normoglicemiante y realizar el Pediluvio, es recomendable que prepares un Shot de Aceite de Oliva Extra Virgen, no refinado, con el jugo de un (1) Limón.

Notas Importantes

1. Si tienes alergia conocida a algún ingrediente simplemente no lo consumas.
2. Este Shot puede resultar desagradable al paladar, por lo que te sugiero que lo tomes de un sorbo, sin ¨pensarlo 2 veces¨, o que le adiciones una pizca de miel, siempre que esté comprobado que la ingestión de miel no aumenta tus cifras de glicemia.

Propuesta para LUNES

Al despertar
Antes de levantarte de la cama

1. Escucha el audio de Reprogramación Mental.
2. Realiza los ejercicios de Corrección Postural e Hipopresivos.

7:00am - 7:30am
Ayuno

Comience su día:

1. Tomando el Té Normoglicemiante acompañado de Ajo y Aloe Vera.
2. Haciendo el Pediluvio con los Ejercicios de Respiración.

8:00am - 8:30am
Desayuno

- Jugo de Cereza natural con Jengibre y Cúrcuma.

10:00am - 10:30am
Merienda

- Jugo de Pepino con Cundeamor, Cereza, Chayote y Limón.

12:00pm - 1:00pm
Shot Inmunoestimulante:
10 minutos antes
Almuerzo

- Arroz Integral con Garbanzos.
- Ensalada de Vegetales crudos o cozidos al vapor.

4:00pm - 4:30pm
Merienda de la tarde

- Jugo de Pepino con Cundeamor, Cereza, Chayote y Limón.

7:00pm - 8:00pm
Shot Inmunoestimulante:
10 minutos antes
Cena

- Guiso de Cebada.
- Ensalada de Vegetales crudos o cozidos al vapor.

9:00pm - 9:30pm
Té Normoglicemiante
Pediluvio
Ejercicio de Respiración

1. Té Normoglicemiante.
2. Prepara el Pediluvio y, en cuanto lo realizas, toma tu delicioso Té Normoglicemiante y escucha Música Relajante acompañada de Ejercicios de Respiración.

10:00pm - 10:30pm
Shot Desintoxicante

- Toma el Shot de Aceite de Oliva extra virgen, sin refinar, con el jugo de Limón.

RECOMENDACIONES DIARIAS PARA REVERTIR
EL DAÑO DE LA DIABETES MELLITUS

Propuesta para
MARTES

Al despertar
Antes de levantarte de la cama

1. Escucha el audio de Reprogramación Mental.
2. Realiza los ejercicios de Corrección Postural e Hipopresivos.

7:00am - 7:30am
Ayuno

Comience su día:

1. Tomando el Té Normoglicemiante acompañado de Ajo y Aloe Vera.
2. Haciendo el Pediluvio con los Ejercicios de Respiración.

8:00am - 8:30am
Desayuno

- Jugo de Naranja natural con Jengibre y Cúrcuma.

10:00am - 10:30am
Merienda

- Jugo de Pepino con Cundeamor, Cereza, Chayote y Limón.

12:00pm - 1:00pm
Shot Inmunoestimulante:
10 minutos antes
Almuerzo

- Arroz Integral con Quinoa.
- Ensalada de Vegetales crudos o cozidos al vapor.

4:00pm - 4:30pm
Merienda de la tarde

- Jugo de Pepino con Cundeamor, Cereza, Chayote y Limón.

7:00pm - 8:00pm
Shot Inmunoestimulante:
10 minutos antes
Cena

- Sopa de Lentejas.
- Ensalada de Vegetales crudos o cozidos al vapor.

9:00pm - 9:30pm
Té Normoglicemiante
Pediluvio
Ejercicio de Respiración

1. Té Normoglicemiante.
2. Prepara el Pediluvio y, en cuanto lo realizas, toma tu delicioso Té Normoglicemiante y escucha Música Relajante acompañada de Ejercicios de Respiración.

10:00pm - 10:30pm
Shot Desintoxicante

- Toma el Shot de Aceite de Oliva extra virgen, sin refinar, con el jugo de Limón.

#yosoylibredecomplicaciones

155

Propuesta para MIÉRCOLES

Al despertar
Antes de levantarte de la cama

1. Escucha el audio de Reprogramación Mental.
2. Realiza los ejercicios de Corrección Postural e Hipopresivos.

7:00am - 7:30am
Ayuno

Comience su día:

1. Tomando el Té Normoglicemiante acompañado de Ajo y Aloe Vera.
2. Haciendo el Pediluvio con los Ejercicios de Respiración.

8:00am - 8:30am
Desayuno

- Jugo de Piña natural con Jengibre y Cúrcuma.

10:00am - 10:30am
Merienda

- Jugo de Pepino con Cundeamor, Cereza, Chayote y Limón.

12:00pm - 1:00pm
Shot Inmunoestimulante:
10 minutos antes
Almuerzo

- Arroz Integral con Maíz.
- Ensalada de Vegetales crudos o cozidos al vapor.

4:00pm - 4:30pm
Merienda de la tarde

- Jugo de Pepino con Cundeamor, Cereza, Chayote y Limón.

7:00pm - 8:00pm
Shot Inmunoestimulante:
10 minutos antes
Cena

- Sopa de Maíz.
- Ensalada de Vegetales crudos o cozidos al vapor.

9:00pm - 9:30pm
Té Normoglicemiante
Pediluvio
Ejercicio de Respiración

1. Té Normoglicemiante.
2. Prepara el Pediluvio y, en cuanto lo realizas, toma tu delicioso Té Normoglicemiante y escucha Música Relajante acompañada de Ejercicios de Respiración.

10:00pm - 10:30pm
Shot Desintoxicante

- Toma el Shot de Aceite de Oliva extra virgen, sin refinar, con el jugo de Limón.

RECOMENDACIONES DÍARIAS PARA REVERTIR
EL DAÑO DE LA DIABETES MELLITUS

Propuesta para
JUEVES

Al despertar
Antes de levantarte de la cama

1. Escucha el audio de Reprogramación Mental.
2. Realiza los ejercicios de Corrección Postural e Hipopresivos.

7:00am - 7:30am
Ayuno

Comience su día:

1. Tomando el Té Normoglicemiante acompañado de Ajo y Aloe Vera.
2. Haciendo el Pediluvio con los Ejercicios de Respiración.

8:00am - 8:30am
Desayuno

- Jugo de Cereza natural con Jengibre y Cúrcuma.

10:00am - 10:30am
Merienda

- Jugo de Pepino con Cundeamor, Cereza, Chayote y Limón.

12:00pm - 1:00pm
Shot Inmunoestimulante:
10 minutos antes
Almuerzo

- Arroz Integral con Lentejas.
- Ensalada de Vegetales crudos o cozidos al vapor

4:00pm - 4:30pm
Merienda de la tarde

- Jugo de Pepino con Cundeamor, Cereza, Chayote y Limón.

7:00pm - 8:00pm
Shot Inmunoestimulante:
10 minutos antes
Cena

- Sopa de Miso.
- Ensalada de Vegetales crudos o cozidos al vapor.

9:00pm - 9:30pm
Té Normoglicemiante
Pediluvio
Ejercicio de Respiración

1. Té Normoglicemiante.
2. Prepara el Pediluvio y, en cuanto lo realizas, toma tu delicioso Té Normoglicemiante y escucha Música Relajante acompañada de Ejercicios de Respiración.

10:00pm - 10:30pm
Shot Desintoxicante

- Toma el Shot de Aceite de Oliva extra virgen, sin refinar, con el jugo de Limón.

#yosoylibredecomplicaciones

Propuesta para VIERNES

Al despertar
Antes de levantarte de la cama

1. Escucha el audio de Reprogramación Mental.
2. Realiza los ejercicios de Corrección Postural e Hipopresivos.

7:00am - 7:30am
Ayuno

Comience su día:

1. Tomando el Té Normoglicemiante acompañado de Ajo y Aloe Vera.
2. Haciendo el Pediluvio con los Ejercicios de Respiración.

8:00am - 8:30am
Desayuno

- Jugo de Naranja natural con Jengibre y Cúrcuma.

10:00am - 10:30am
Merienda

- Jugo de Pepino con Cundeamor, Cereza, Chayote y Limón.

12:00pm - 1:00pm
Shot Inmunoestimulante:
10 minutos antes
Almuerzo

- Arroz Integral con Millo o Cebada.
- Ensalada de Vegetales crudos o cozidos al vapor.

4:00pm - 4:30pm
Merienda de la tarde

- Jugo de Pepino con Cundeamor, Cereza, Chayote y Limón.

7:00pm - 8:00pm
Shot Inmunoestimulante:
10 minutos antes
Cena

- Sopa de Millo y Vegetales Dulces.
- Ensalada de Vegetales crudos o cozidos al vapor.

9:00pm - 9:30pm
Té Normoglicemiante
Pediluvio
Ejercicio de Respiración

1. Té Normoglicemiante.
2. Prepara el Pediluvio y, en cuanto lo realizas, toma tu delicioso Té Normoglicemiante y escucha Música Relajante acompañada de Ejercicios de Respiración.

10:00pm - 10:30pm
Shot Desintoxicante

- Toma el Shot de Aceite de Oliva extra virgen, sin refinar, con el jugo de Limón.

RECOMENDACIONES DIARIAS PARA REVERTIR
EL DAÑO DE LA DIABETES MELLITUS

Propuesta para
SÁBADO Y DOMINGO

Al despertar
Antes de levantarte de la cama

1. Escucha el audio de Reprogramación Mental.
2. Realiza los ejercicios de Corrección Postural e Hipopresivos.

7:00am - 7:30am
Ayuno

Comience su día:

1. Tomando el Té Normoglicemiante acompañado de Ajo y Aloe Vera.
2. Haciendo el Pediluvio con los Ejercicios de Respiración.

8:00am - 8:30am
Desayuno

- Puedes escoger entre las tres opciones de Jugo natural con Jengibre y Cúrcuma.

10:00am - 10:30am
Merienda

- Jugo de Pepino con Cundeamor, Cereza, Chayote y Limón.

12:00pm - 1:00pm
Shot Inmunoestimulante:
10 minutos antes
Almuerzo

- Puedes escoger entre las 5 opciones de Arroz Integral.
- Ensalada de Vegetales crudos o cozidos al vapor.

4:00pm - 4:30pm
Merienda de la tarde

- Jugo de Pepino con Cundeamor, Cereza, Chayote y Limón.

7:00pm - 8:00pm
Shot Inmunoestimulante:
10 minutos antes
Cena

- Puedes escoger entre las 5 opciones de Sopas.
- Ensalada de Vegetales crudos o cozidos al vapor.

9:00pm - 9:30pm
Té Normoglicemiante
Pediluvio
Ejercicio de Respiración

1. Té Normoglicemiante.
2. Prepara el Pediluvio y, en cuanto lo realizas, toma tu delicioso Té Normoglicemiante y escucha Música Relajante acompañada de Ejercicios de Respiración.

10:00pm - 10:30pm
Shot Desintoxicante

- Toma el Shot de Aceite de Oliva extra virgen, sin refinar, con el jugo de Limón.

#yosoylibredecomplicaciones

¿Qué hacer luego de los 30 DÍAS de desintoxicación?

Como parte de un programa de reeducación alimentaria, este método tiene, entre sus objetivos, que te adhieras a un Estilo de Vida Saludable, por lo que nuestra principal sugestión es que adoptes este sistema para toda la vida haciendo algunas adecuaciones para que tengas más variedades de alimentos.

Las modificaciones que puedes hacer, luego de los 30 días de Desintoxicación Corporal, voy a enumerarlas por orden de importancia.

Sugerencias después de los 30 días

En relación al Té Normoglicemiante

1. De lunes a viernes prepara el Té Normoglicemiante con todos los ingredientes y toma 1 litro por día en los horarios en los que está indicado;
2. Sábado y Domingo prepara la misma cantidad de Té Normoglicemiante pero con uno sólo de los ingredientes y limón.

En relación al Pediluvio

Puedes realizarlo días alternos y por 10 minutos solamente en los horarios en los cuales está indicado (de mañana y de noche).

En relación al Desayuno

Sugiero que mantengas las mismas indicaciones de jugos y, caso quieras adicionar algún alimento sólido, un Omelette (con dos huevos, cebolla y cebollino al gusto), preparado en una sartén antiadherente o utilizando Aceite de Oliva extra virgen, es una excelente opción.

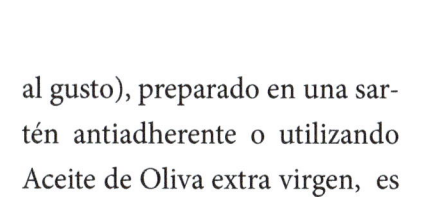

En relación a la Merienda de la mañana y la tarde

El Jugo de Pepino es algo que debes tomar toda la vida como otrora lo hiciste con la leche que no te aportaba ningún nutriente.

Si deseas, un día puedes tomar los Jugos indicados para el Desayuno en la Merienda también.

En relación al Almuerzo

Sugiero que mantengas las mismas recetas y que adiciones carnes blancas como pollo, pescado y conejo, tres (3) veces por semana y huevos, cuatro (4) veces por semana.

En relación a la Comida

Sugiero que mantengas las mismas recetas y que adiciones carnes blancas como pollo, pescado y conejo, cinco (5) veces por semana y carnes rojas una (1) veces por semana.

En relación al Shot Desintoxicante

Puedes repetir un ciclo de 5 días tomándolo y 25 días de descanso.

Audio de Reprogramación Mental y los Ejercicios Hipopresivos y de Respiración

Sugiero que los incorpores a tu día a día pues son excelentes aliados para la salud.

Consejos del Dr. Quesada

1. Realizar las propuestas naturalistas de este libro siempre va a reportarte tranquilidad, confianza y salud.

2. Ante la duda siempre es recomendable que consultes a tu médico. Todas las indicaciones sugeridas en este libro no sustituyen, de manera total ni parcial, las indicaciones de tu médico.

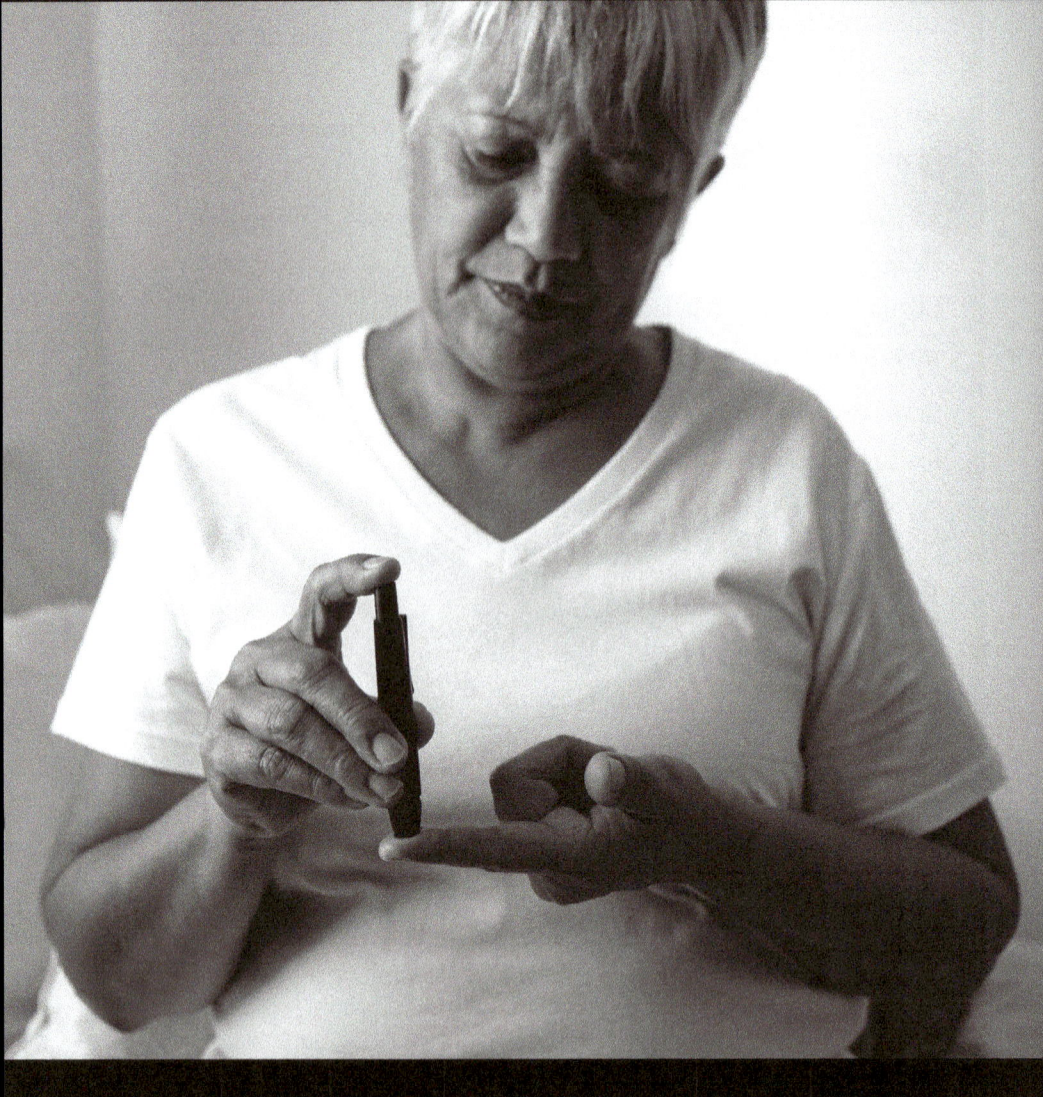

el fin de la
DIABETES
MELLITUS

CAPÍTULO 8

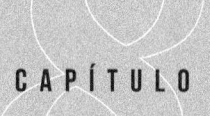

SISTEMA DE CONTROL

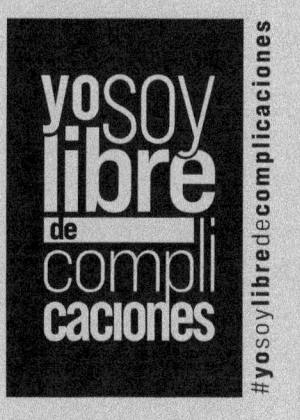

yosoy libre de complicaciones

#yosoylibredecomplicaciones

@dr.aldenquesada

el fin de la
DIABETES MELLITUS

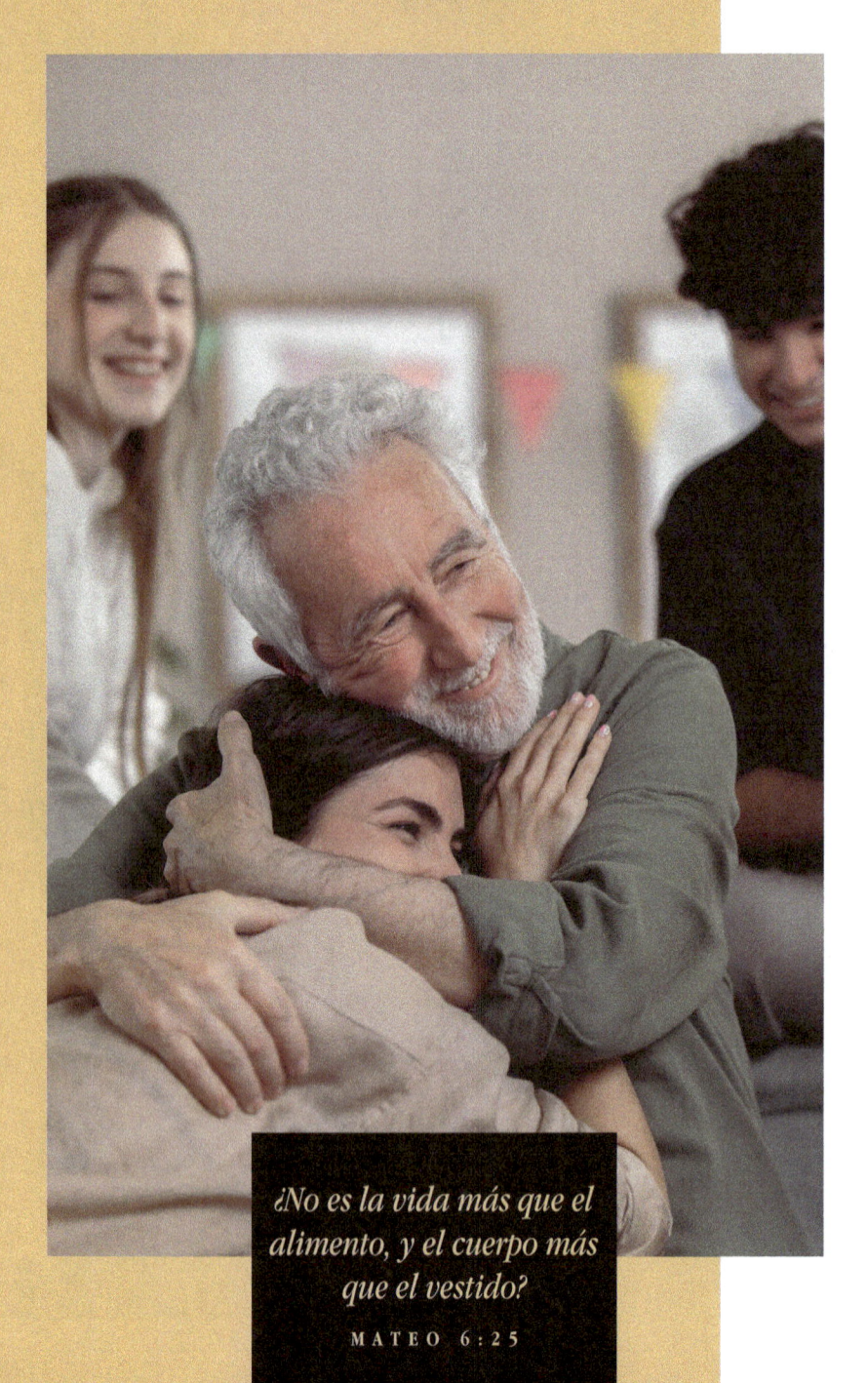

> ¿No es la vida más que el alimento, y el cuerpo más que el vestido?
>
> MATEO 6:25

Terapeuta, en las páginas siguientes vas a encontrar 3 tipos de control que debes llevar, díariamente y exhaustivamente, por el tiempo en que hagas las recomendaciones de este libro:

- Control de la glicemia en 4 momentos del día.
- Control de las recomendaciones díarias.
- Control de la evolución de los síntomas.

CONSEJOS PRÁCTICOS PARA LLEVAR UN CONTROL EFECTIVO

1. **Establece alarmas:** configura alertas en tu teléfono, o reloj, para que te recuerde cuándo debes realizar el control de la glicemia. Esto te ayudará a mantener un horario regular y no olvidar las mediciones.

2. **Ser disciplinado (a):** cuando la alarma del teléfono suene, esfuérzate por realizar el control en ese mismo momento.

3. **Lleva suministros de prueba contigo:** siempre lleva contigo el medidor de glucosa, las tiras reactivas y una lanceta, especialmente si estás fuera de casa o en el trabajo, esto te permitirá hacer pruebas, incluso, cuando no estés en casa.

4. **Comunica tus resultados:** comparte los registros de la glicemia, la evolución de los síntomas, etc., con tus familiares y amigos, incluyendo tu médico de cabecera.

5. **Día cumplido:** nunca te acuestes sin haber registrado, en las Tablas de Control, tus resultados.

Siguiendo estos consejos prácticos, y manteniendo un registro organizado, estarás teniendo el control absoluto de tu evolución.

Recordemos aquella antigua y sabia frase: *"Yo soy el capitán de mi destino..."*

CONTROL DE LA GLICEMIA

Múltiples estudios científicos concluyeron que las mediciones de la glicemia diariamente, en horarios específicos del día, contribuyen al correcto control de la diabetes mellitus y reducen las complicaciones y mortalidad de esta enfermedad.

Realizado 4 veces al día, es esencial para el manejo efectivo de la DM y para mejorar el pronóstico de vida.

Estos controles proporcionan información, en tiempo real, para tomar decisiones sobre la alimentación, la medicación y el estilo de vida, lo que contribuye a mejorar la calidad de vida de las personas con diabetes, al tiempo que reduce el riesgo de complicaciones agudas y crónicas.

Los 4 controles de la glicemia
- Glicemia en Ayunas

Glicemia Posprandial
- 2 horas después del Desayuno
- 2 horas después del Almuerzo
- 2 horas después de la Cena

GLICEMIA EN AYUNAS

Es un marcador del efecto de los alimentos que ingerimos en la cena o después de esta.

Glicemia en Ayunas: 80-130 mg/dl (4.4-7.2 mmol/L)

Si la glicemia está elevada en las mañanas, por encima de 130 mg/dl, significa que debemos modificar lo que estamos cenando y/o tomar precaución con la ingestión de alimentos luego de la Cena.

GLICEMIA 2 HORAS DESPUÉS DE LA INGESTIÓN DE ALIMENTOS

Se conoce como glicemia Posprandial, y muestra cuál es la respuesta del cuerpo a los alimentos que ingerimos (principales comidas del día).

- **Glicemia Posprandial:** <180 mg/dl (10 mmol/L)

Si 2 horas después de la ingestión de alimentos la glicemia se mantiene por encima de 180 mg/dl, significa que los alimentos que ingerimos no favorecen el proceso de control y reversión del daño de la diabetes.

Test	Rango de Control
Glicemia en Ayunas	80-130 mg/dl (4.4-7.2 mmol/L)
Glicemia Posprandial *	<180 mg/dl (10 mmol/L)

* Hasta 2 horas después de las principales comidas del día.

✎ Notas Importantes

1. Las cifras de glicemia más importantes del día son las que debes medir en Ayunas y 2 horas después de la Cena. Estas mediciones no pueden faltar en tu control diario pues la mayoría de las complicaciones agudas de la diabetes acontecen en la noche, cuando estás durmiendo.

2. Nunca debes dormir con la glicemia por encima de 180 mg/dl pues, como mencionamos anteriormente, la mayoría de las complicaciones agudas de la diabetes se desarrollan cuando estás durmiendo.

3. En el caso de que la glicemia esté por encima de 180 mg/dl en el control 2 horas después de la Cena, es importante que prepares el Té indicado para las 9:00 pm y lo tomes, incluso, puedes tomar más de un vaso.

4. Cuando, en los controles de la glicemia, detectes cifras elevadas (mayor que 180 mg/dl), sugiero que identifiques si presentas algún síntoma acompañante, y lo anotes en tu hoja de evolución de los síntomas.

En las siguientes tablas, registre la fecha y anote los resultados de la glicemia (mg/dl o mmol/l).

EL FIN DE LA DIABETES MELLITUS

TABLA 1 | CONTROL DIARIO DE LA GLICEMIA

Día	Fecha	Ayunas	2H después del desayuno	2H después del almuerzo	2H después de la cena
DOMINGO					
LUNES					
MARTES					
MIÉRCOLES					
JUEVES					
VIERNES					
SÁBADO					

VALORES NORMALES

Glicemia en Ayunas: 80-130 mg/dl (4.4-7.2 mmol/L)   **Glicemia Posprandial:** <180 mg/dl (10 mmol/L)

SISTEMA DE CONTROL

DOMINGO
FECHA
- AYUNAS
- 2H DESPUÉS DEL DESAYUNO
- 2H DESPUÉS DEL ALMUERZO
- 2H DESPUÉS DE LA CENA

LUNES
FECHA
- AYUNAS
- 2H DESPUÉS DEL DESAYUNO
- 2H DESPUÉS DEL ALMUERZO
- 2H DESPUÉS DE LA CENA

MARTES
FECHA
- AYUNAS
- 2H DESPUÉS DEL DESAYUNO
- 2H DESPUÉS DEL ALMUERZO
- 2H DESPUÉS DE LA CENA

MIÉRCOLES
FECHA
- AYUNAS
- 2H DESPUÉS DEL DESAYUNO
- 2H DESPUÉS DEL ALMUERZO
- 2H DESPUÉS DE LA CENA

JUEVES
FECHA
- AYUNAS
- 2H DESPUÉS DEL DESAYUNO
- 2H DESPUÉS DEL ALMUERZO
- 2H DESPUÉS DE LA CENA

VIERNES
FECHA
- AYUNAS
- 2H DESPUÉS DEL DESAYUNO
- 2H DESPUÉS DEL ALMUERZO
- 2H DESPUÉS DE LA CENA

SÁBADO
FECHA
- AYUNAS
- 2H DESPUÉS DEL DESAYUNO
- 2H DESPUÉS DEL ALMUERZO
- 2H DESPUÉS DE LA CENA

#yosoylibredecomplicaciones

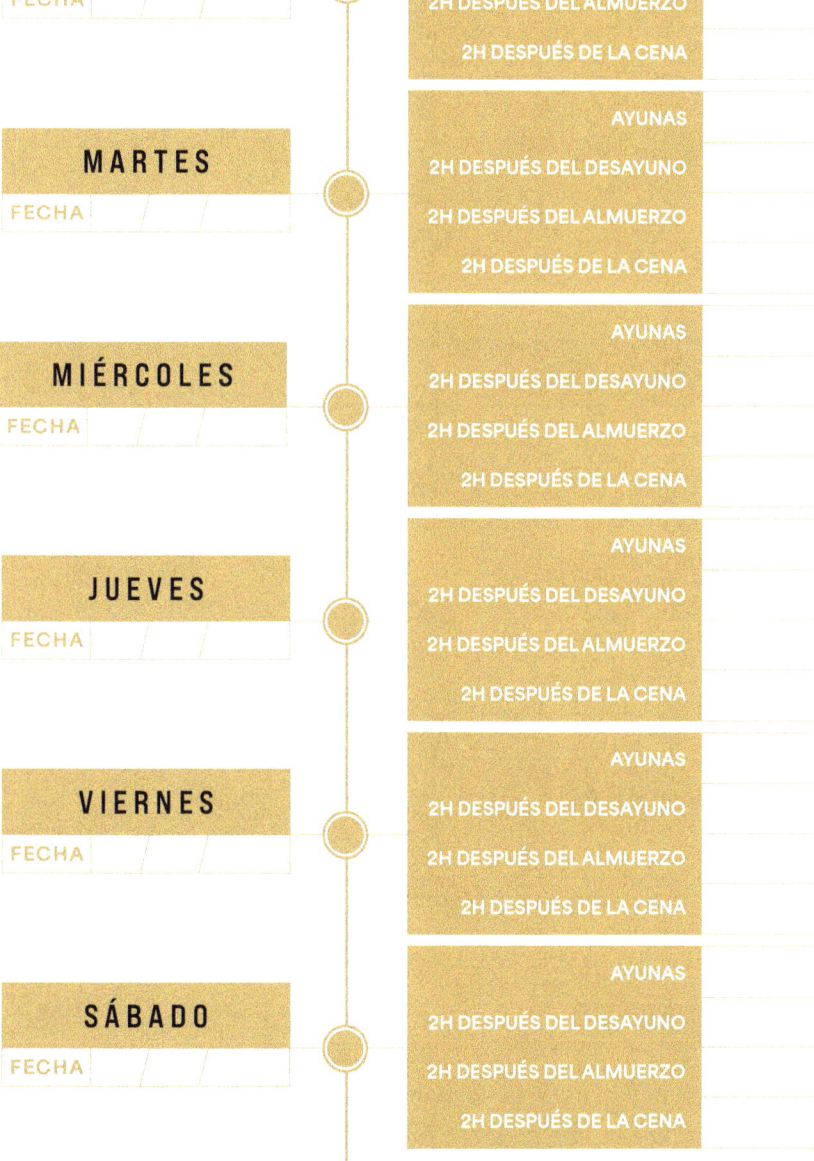

VALORES NORMALES
Glicemia en Ayunas: 80-130 mg/dl (4.4-7.2 mmol/L) | **Glicemia Posprandial:** <180 mg/dl (10 mmol/L)

EL FIN DE LA DIABETES MELLITUS

TABLA 1 | CONTROL DIARIO DE LA GLICEMIA

DOMINGO
FECHA: / /

AYUNAS	
2H DESPUÉS DEL DESAYUNO	
2H DESPUÉS DEL ALMUERZO	
2H DESPUÉS DE LA CENA	

LUNES
FECHA: / /

AYUNAS	
2H DESPUÉS DEL DESAYUNO	
2H DESPUÉS DEL ALMUERZO	
2H DESPUÉS DE LA CENA	

MARTES
FECHA: / /

AYUNAS	
2H DESPUÉS DEL DESAYUNO	
2H DESPUÉS DEL ALMUERZO	
2H DESPUÉS DE LA CENA	

MIÉRCOLES
FECHA: / /

AYUNAS	
2H DESPUÉS DEL DESAYUNO	
2H DESPUÉS DEL ALMUERZO	
2H DESPUÉS DE LA CENA	

JUEVES
FECHA: / /

AYUNAS	
2H DESPUÉS DEL DESAYUNO	
2H DESPUÉS DEL ALMUERZO	
2H DESPUÉS DE LA CENA	

VIERNES
FECHA: / /

AYUNAS	
2H DESPUÉS DEL DESAYUNO	
2H DESPUÉS DEL ALMUERZO	
2H DESPUÉS DE LA CENA	

SÁBADO
FECHA: / /

AYUNAS	
2H DESPUÉS DEL DESAYUNO	
2H DESPUÉS DEL ALMUERZO	
2H DESPUÉS DE LA CENA	

VALORES NORMALES

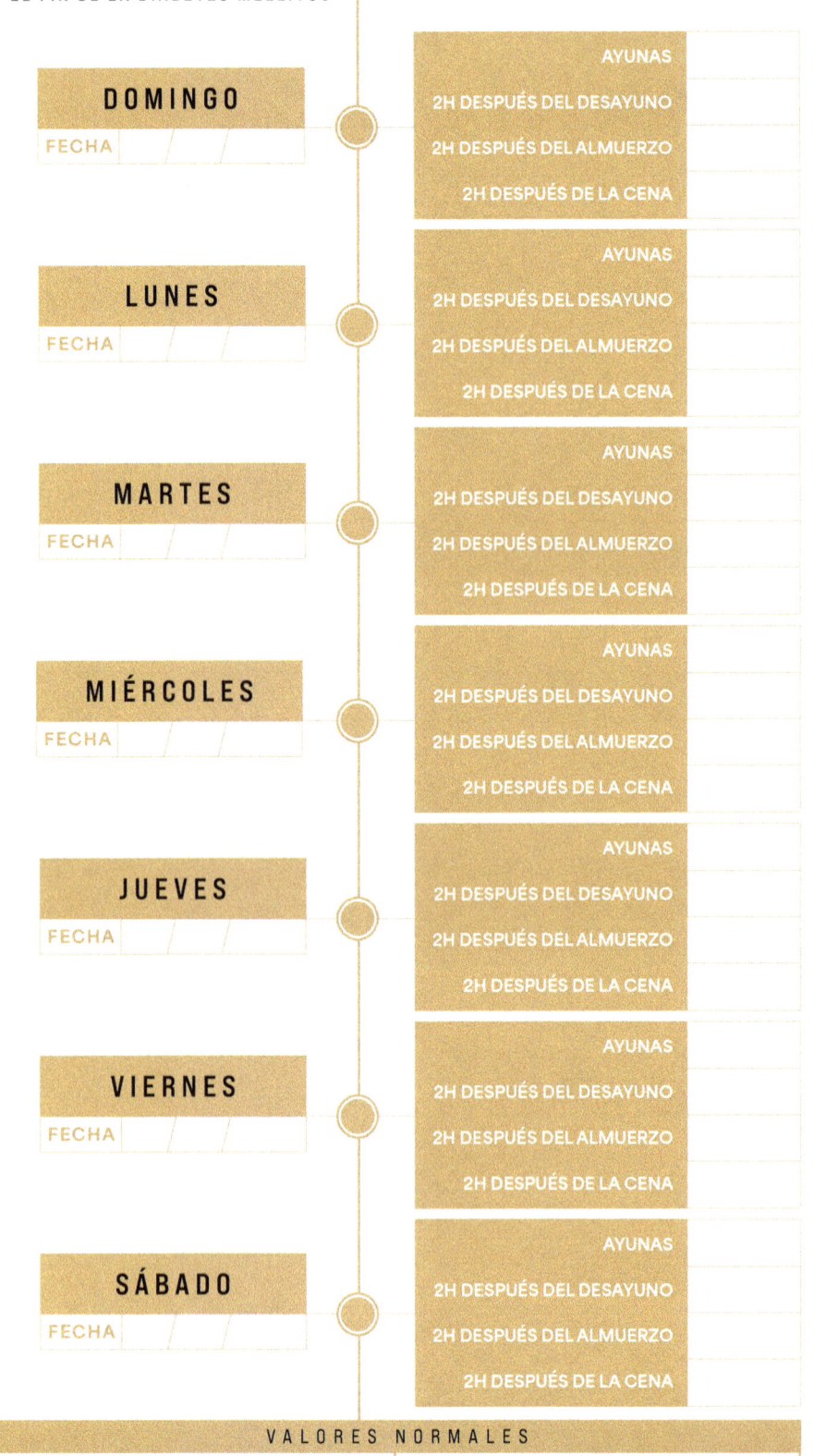

Glicemia en Ayunas: 80-130 mg/dl (4.4-7.2 mmol/L)   **Glicemia Posprandial:** <180 mg/dl (10 mmol/L)

SISTEMA DE CONTROL

DOMINGO
FECHA / /
- AYUNAS
- 2H DESPUÉS DEL DESAYUNO
- 2H DESPUÉS DEL ALMUERZO
- 2H DESPUÉS DE LA CENA

LUNES
FECHA / /
- AYUNAS
- 2H DESPUÉS DEL DESAYUNO
- 2H DESPUÉS DEL ALMUERZO
- 2H DESPUÉS DE LA CENA

MARTES
FECHA / /
- AYUNAS
- 2H DESPUÉS DEL DESAYUNO
- 2H DESPUÉS DEL ALMUERZO
- 2H DESPUÉS DE LA CENA

MIÉRCOLES
FECHA / /
- AYUNAS
- 2H DESPUÉS DEL DESAYUNO
- 2H DESPUÉS DEL ALMUERZO
- 2H DESPUÉS DE LA CENA

JUEVES
FECHA / /
- AYUNAS
- 2H DESPUÉS DEL DESAYUNO
- 2H DESPUÉS DEL ALMUERZO
- 2H DESPUÉS DE LA CENA

VIERNES
FECHA / /
- AYUNAS
- 2H DESPUÉS DEL DESAYUNO
- 2H DESPUÉS DEL ALMUERZO
- 2H DESPUÉS DE LA CENA

SÁBADO
FECHA / /
- AYUNAS
- 2H DESPUÉS DEL DESAYUNO
- 2H DESPUÉS DEL ALMUERZO
- 2H DESPUÉS DE LA CENA

VALORES NORMALES
Glicemia en Ayunas: 80-130 mg/dl (4.4-7.2 mmol/L) | **Glicemia Posprandial:** <180 mg/dl (10 mmol/L)

#yosoylibredecomplicaciones

⏰ Control de las Recomendaciones Díarias

Es extremadamente importante pues muestra tu grado de disciplina y compromiso con tu salud y tu deseo de ser libre de los síntomas, medicamentos, riesgos y complicaciones de esta enfermedad.

En las siguientes Tablas registre la Fecha y marque las Recomendaciones realizadas díariamente.

SISTEMA DE CONTROL

TABLA 2 | CONTROL DE LAS RECOMENDACIONES DÍARIAS

	dom	lun	mar	mie	jue	vie	sáb
Al despertar *Antes de levantarte* *Audio-Ejercicios*	✓	☐	☐	☐	☐	☐	☐
7:00 am - 7:30 am *Ayunas*	☐	☐	☐	☐	☐	☐	☐
8:00 am - 8:30 am *Desayuno*	☐	☐	☐	☐	☐	☐	☐
10:00 am - 10:30 am *Merienda*	☐	☐	☐	☐	☐	☐	☐
12:00 pm - 1:00 pm *Shot Inmunoestimulante* *Almuerzo*	☐☐	☐☐	☐☐	☐☐	☐☐	☐☐	☐☐
4:00 pm - 4:30 pm *Merienda*	☐	☐	☐	☐	☐	☐	☐
7:00 pm - 8:00 pm *Shot Inmunoestimulante* *Cena*	☐☐	☐☐	☐☐	☐☐	☐☐	☐☐	☐☐
9:00 pm - 9:30 pm *Té Normoglicemiante* *Pediluvio*	☐	☐	☐	☐	☐	☐	☐
10:00 pm - 10:30 pm *Shot Desintoxicante*	☐	☐	☐	☐	☐	☐	☐

#yosoylibredecomplicaciones

TABLA 2 | CONTROL DE LAS RECOMENDACIONES DÍARIAS

	dom	lun	mar	mie	jue	vie	sáb
Al despertar Antes de levantarte Audio-Ejercicios	☐	☐	☐	☐	☐	☐	☐
7:00 am - 7:30 am Ayunas	☐	☐	☐	☐	☐	☐	☐
8:00 am - 8:30 am Desayuno	☐	☐	☐	☐	☐	☐	☐
10:00 am - 10:30 am Merienda	☐	☐	☐	☐	☐	☐	☐
12:00 pm - 1:00 pm Shot Inmunoestimulante Almuerzo	☐☐	☐☐	☐☐	☐☐	☐☐	☐☐	☐☐
4:00 pm - 4:30 pm Merienda	☐	☐	☐	☐	☐	☐	☐
7:00 pm - 8:00 pm Shot Inmunoestimulante Cena	☐☐	☐☐	☐☐	☐☐	☐☐	☐☐	☐☐
9:00 pm - 9:30 pm Té Normoglicemiante Pediluvio	☐	☐	☐	☐	☐	☐	☐
10:00 pm - 10:30 pm Shot Desintoxicante	☐	☐	☐	☐	☐	☐	☐

SISTEMA DE CONTROL

TABLA 2 | CONTROL DE LAS RECOMENDACIONES DÍARIAS

	dom	lun	mar	mie	jue	vie	sáb
Al despertar Antes de levantarte Audio-Ejercicios	☐	☐	☐	☐	☐	☐	☐
7:00 am - 7:30 am Ayunas	☐	☐	☐	☐	☐	☐	☐
8:00 am - 8:30 am Desayuno	☐	☐	☐	☐	☐	☐	☐
10:00 am - 10:30 am Merienda	☐	☐	☐	☐	☐	☐	☐
12:00 pm - 1:00 pm Shot Inmunoestimulante Almuerzo	☐☐	☐☐	☐☐	☐☐	☐☐	☐☐	☐☐
4:00 pm - 4:30 pm Merienda	☐	☐	☐	☐	☐	☐	☐
7:00 pm - 8:00 pm Shot Inmunoestimulante Cena	☐☐	☐☐	☐☐	☐☐	☐☐	☐☐	☐☐
9:00 pm - 9:30 pm Té Normoglicemiante Pediluvio	☐	☐	☐	☐	☐	☐	☐
10:00 pm - 10:30 pm Shot Desintoxicante	☐	☐	☐	☐	☐	☐	☐

#yosolibredecomplicaciones

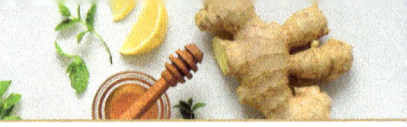

TABLA 2 | CONTROL DE LAS RECOMENDACIONES DÍARIAS

	dom	lun	mar	mie	jue	vie	sáb
Al despertar *Antes de levantarte* *Audio-Ejercicios*	☐	☐	☐	☐	☐	☐	☐
7:00 am - 7:30 am *Ayunas*	☐	☐	☐	☐	☐	☐	☐
8:00 am - 8:30 am *Desayuno*	☐	☐	☐	☐	☐	☐	☐
10:00 am - 10:30 am *Merienda*	☐	☐	☐	☐	☐	☐	☐
12:00 pm - 1:00 pm *Shot Inmunoestimulante* *Almuerzo*	☐☐	☐☐	☐☐	☐☐	☐☐	☐☐	☐☐
4:00 pm - 4:30 pm *Merienda*	☐	☐	☐	☐	☐	☐	☐
7:00 pm - 8:00 pm *Shot Inmunoestimulante* *Cena*	☐☐	☐☐	☐☐	☐☐	☐☐	☐☐	☐☐
9:00 pm - 9:30 pm *Té Normoglicemiante* *Pediluvio*	☐	☐	☐	☐	☐	☐	☐
10:00 pm - 10:30 pm *Shot Desintoxicante*	☐	☐	☐	☐	☐	☐	☐

CONTROL DE LA EVOLUCIÓN DE LOS SÍNTOMAS

Realizando un correcto diagnóstico y evolución de los síntomas, vas a poder saber cómo estás evolucionando, si el tratamiento está siendo efectivo y si tu cuerpo está respondiendo favorablemente.

Los síntomas más frecuentes de la diabetes mellitus fueron descritos en el capítulo de Conceptos Generales.

Clasificación de los síntomas según su intensidad

Leve: si no interfiere en la capacidad para realizar las actividades diarias;
Moderado: cuando dificulta estas actividades;
Intenso: cuando interfiere, incluso, en el descanso.

En las siguientes tablas registre los síntomas presentes, la fecha, su intensidad y su evolución según la clasificación de:

- Leve
- Moderado
- Intenso

Siempre comienza registrando el síntoma que más limita tu calidad de vida.

EL FIN DE LA DIABETES MELLITUS

TABLA 3 | CONTROL DE LA EVOLUCIÓN DE LOS SÍNTOMAS

SINTOMAS	FECHA / / Intensidad	FECHA / / Intensidad	FECHA / / Intensidad

Coloque el símbolo en cada Control según la Evolución del Síntoma.

↑ Aumentó
+− Se mantiene igual
↓ Disminuyó
⊗ Desapareció

SISTEMA DE CONTROL

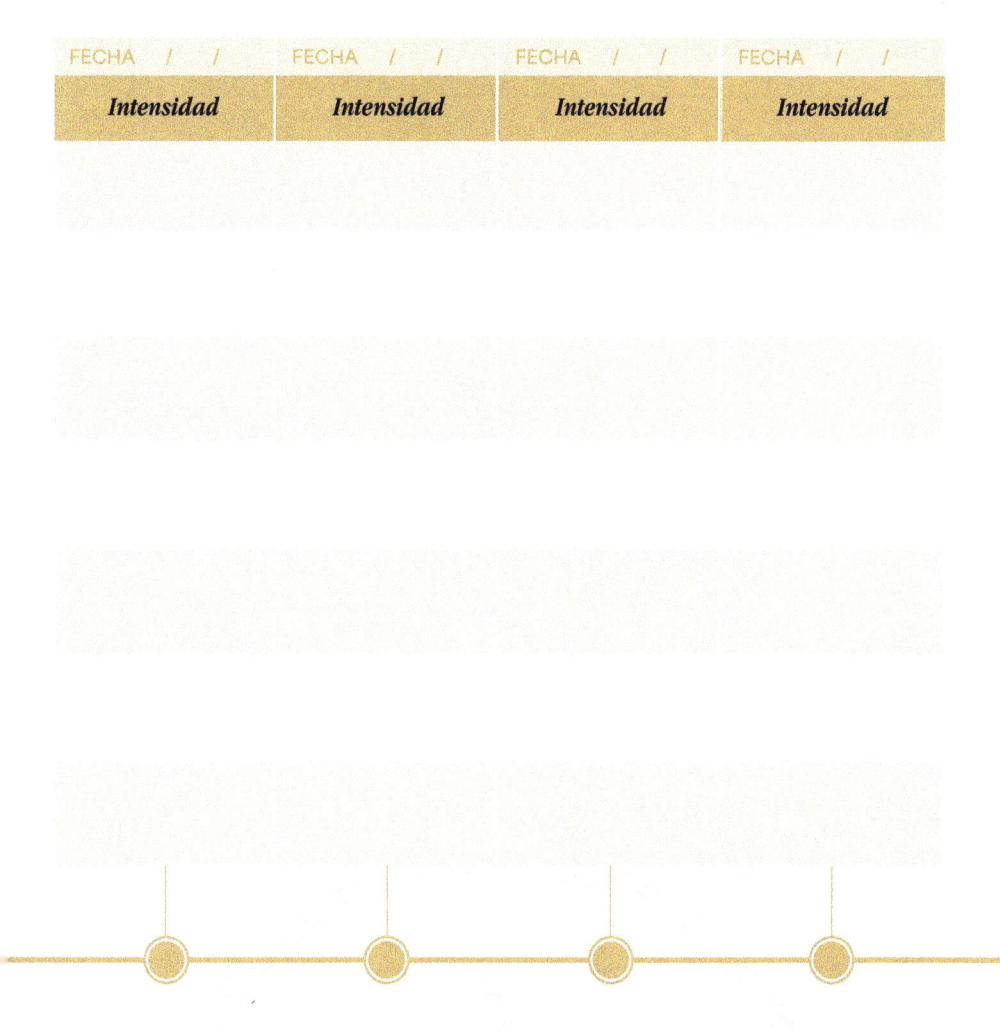

FECHA / /	FECHA / /	FECHA / /	FECHA / /
Intensidad	*Intensidad*	*Intensidad*	*Intensidad*

179

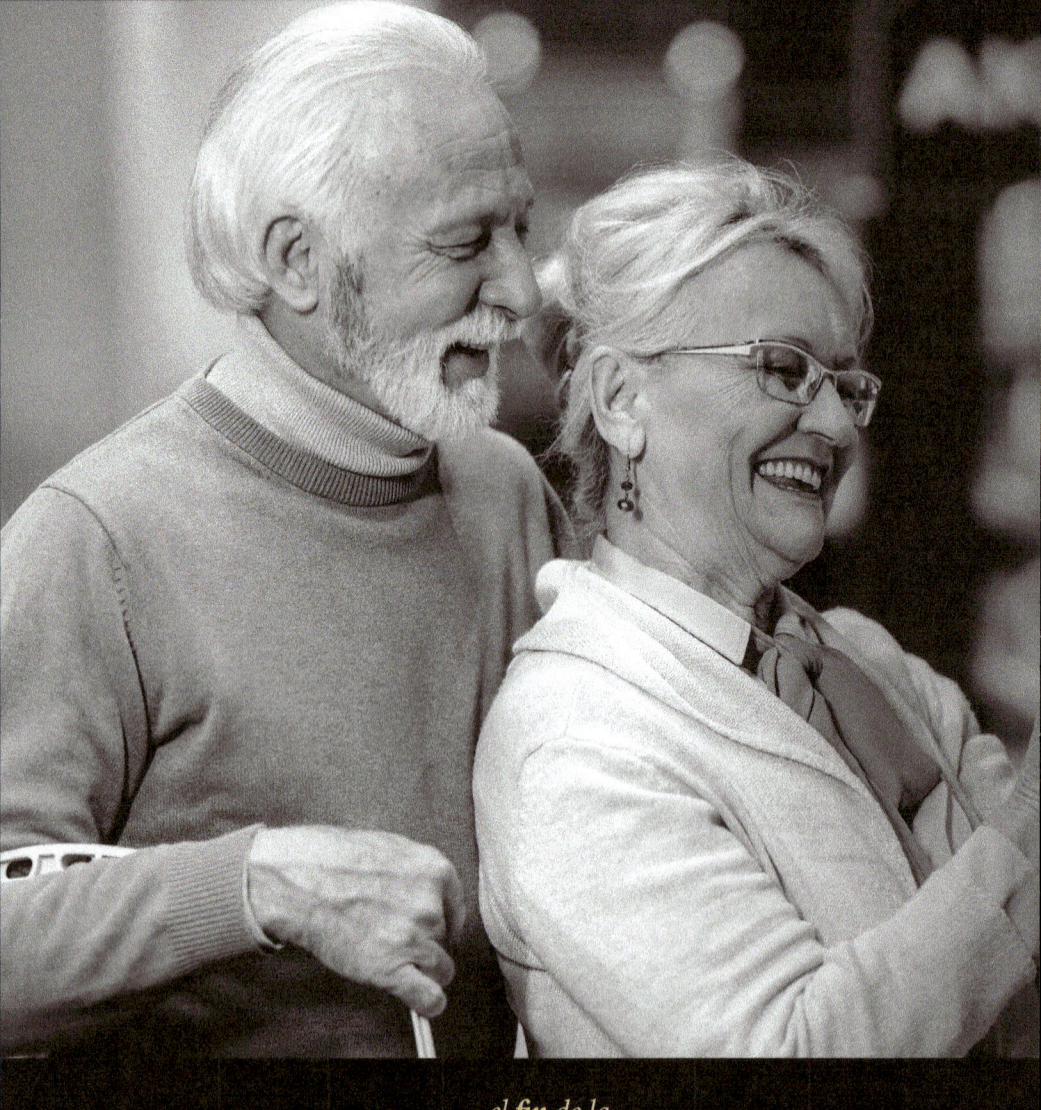

el fin de la
**DIABETES
MELLITUS**

CAPÍTULO 9

LISTA DE COMPRAS

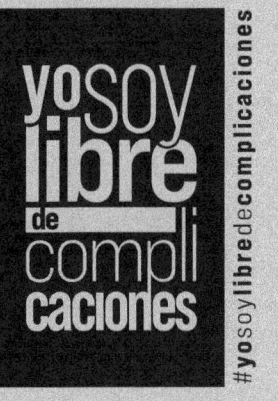

yosoy
libre
de
compli
caciones

#yosoylibredecomplicaciones

@dr.aldenquesada

el fin de la
DIABETES MELLITUS

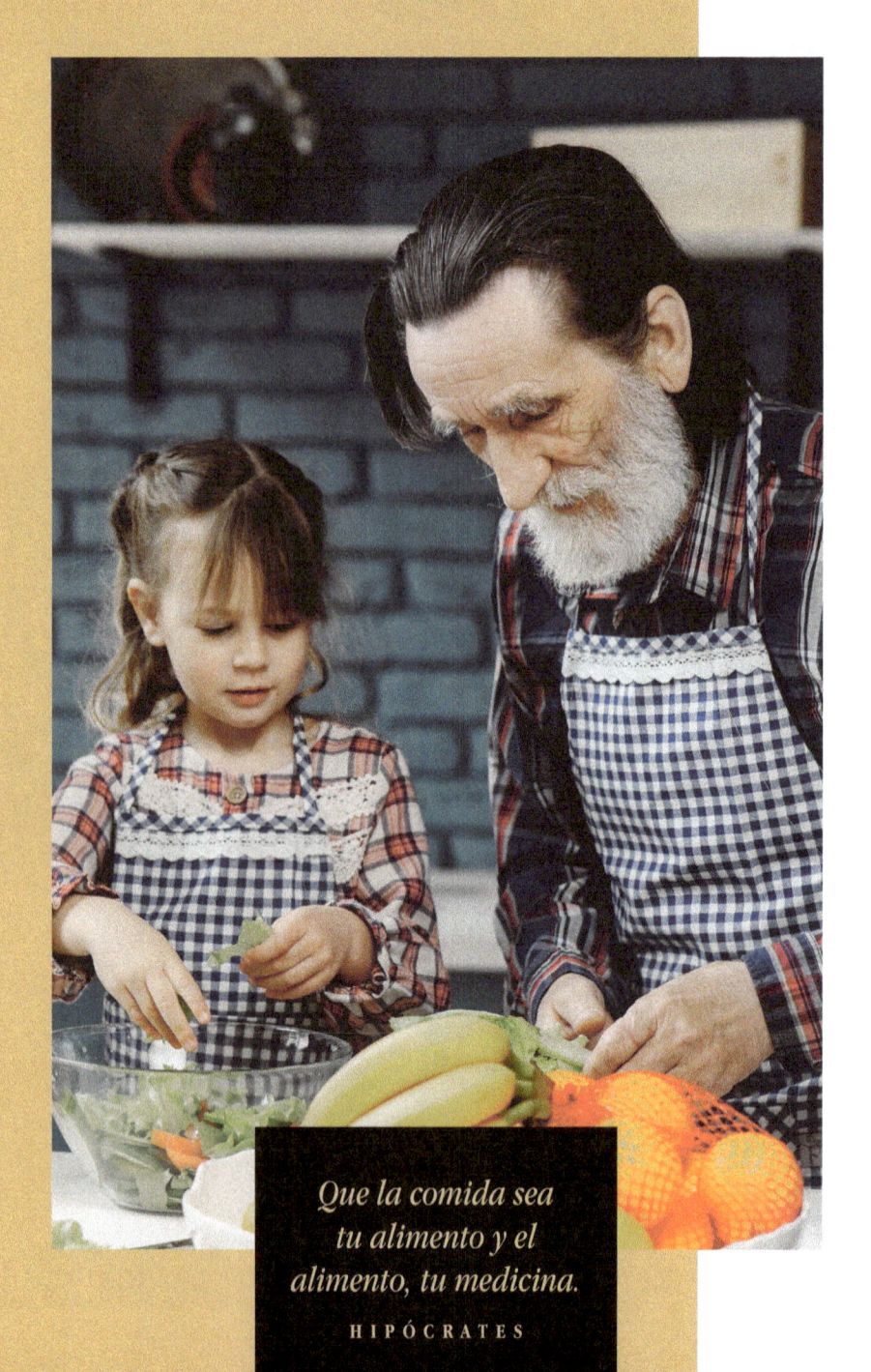

> *Que la comida sea tu alimento y el alimento, tu medicina.*
>
> HIPÓCRATES

Estimado Terapeuta, a continuación te comparto una poderosa Lista de Compras para cuando vayas al mercado.

Es importante que compres sólo lo indicado en esta Lista pues es aquí donde comienza tu proceso de desintoxicación corporal y reeducación dietética para crear nuevos patrones de conducta saludables.

No es necesario que compres todos los productos, sin embargo, todos los productos indicados, si fueron cultivados y recolectados adecuadamente, son ricos en micro y macronutrientes.

Ten en cuenta que en algunas recetas se repiten los productos, y que el pepino y el tomate son frutas, por lo que no son recomendables para preparar la Ensalada de Vegetales.

¡Buenas compras!

té
NORMOGLICEMIANTE

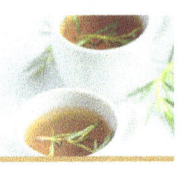

Ingredientes
- ☐ Romero (hojas)
- ☐ Canela (en rama o en polvo)
- ☐ Guayaba (hojas)
- ☐ Pata de Vaca (hojas)
- ☐ Cúrcuma (rallado o en polvo)
- ☐ Jengibre (rallado o en polvo)
- ☐ Limón

Otros
- ☐ Ajo
- ☐ Aloe vera

shot
INMUNOESTIMULANTE

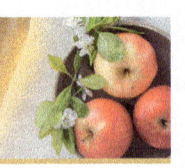

Ingredientes
- ☐ Vinagre de manzana
- ☐ Propóleo

shot
DESINTOXICANTE

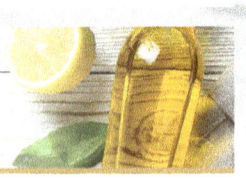

Ingredientes
- ☐ Aceite de Oliva Extra Virgem (no refinado)
- ☐ Limón

LISTA DE COMPRAS

RECETAS DE jugos

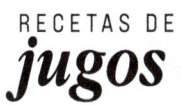

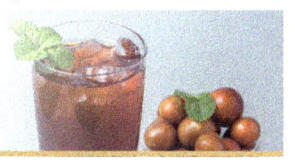

Ingredientes

- ☐ Cereza
- ☐ Manzana
- ☐ Naranja
- ☐ Piña
- ☐ Jengibre (rallado o en polvo)
- ☐ Cúrcuma (rallada o en polvo)

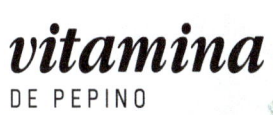

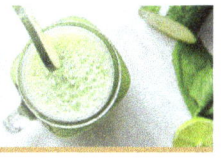

vitamina DE PEPINO

Ingredientes

- ☐ Pepino (cualquier variedad)
- ☐ Cundeamor (Momordica charantia)
- ☐ Chayote
- ☐ Cereza
- ☐ Limón

#yosoylibredecomplicaciones

RECETAS DE
arroz integral

Ingredientes

- ☐ Arroz Integral
- ☐ Garbanzo
- ☐ Lentejas
- ☐ Maíz
- ☐ Millo o Cebada
- ☐ Quinoa
- ☐ Cebolla
- ☐ Ajo
- ☐ Ora pro nobis
- ☐ Coliflor
- ☐ Brócolis
- ☐ Pimiento verde (o rojo)
- ☐ Sal marina (o gruesa sin refinar)

RECETAS DE
verduras

Ingredientes

- ☐ Repollo
- ☐ Brócolis
- ☐ Coliflor
- ☐ Espinaca
- ☐ Berro
- ☐ Puerro
- ☐ Zanahoria
- ☐ Daikon
- ☐ Nabo
- ☐ Perejil
- ☐ Cebollino
- ☐ Hojas de Diente de León
- ☐ Limón

LISTA DE COMPRAS

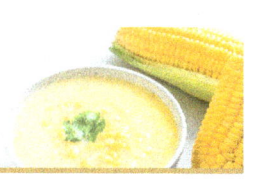

RECETAS DE
sopas

Ingredientes
- ☐ Cebada
- ☐ Lentejas verdes o marrones
- ☐ Maíz fresco en la mazorca o en granos
- ☐ Miso de cebada
- ☐ Millo
- ☐ Ajo
- ☐ Cebolla
- ☐ Coliflor
- ☐ Brócolis
- ☐ Repollo
- ☐ Zanahoria
- ☐ Calabacines
- ☐ Espinaca
- ☐ Apio
- ☐ Shoyu
- ☐ Puerro
- ☐ Cebollinos
- ☐ Perejil
- ☐ Hongo Shitake
- ☐ Wakame
- ☐ Pimiento verde o rojo
- ☐ Ora pro nobis (Pereskia aculeata)
- ☐ Sal marina (o gruesa sin refinar)

PEDILUVIO

Ingredientes
- ☐ Sal marina (o gruesa sin refinar)
- ☐ Jengibre (rallado o en polvo)
- ☐ Jofaina

#yosoylibredecomplicaciones

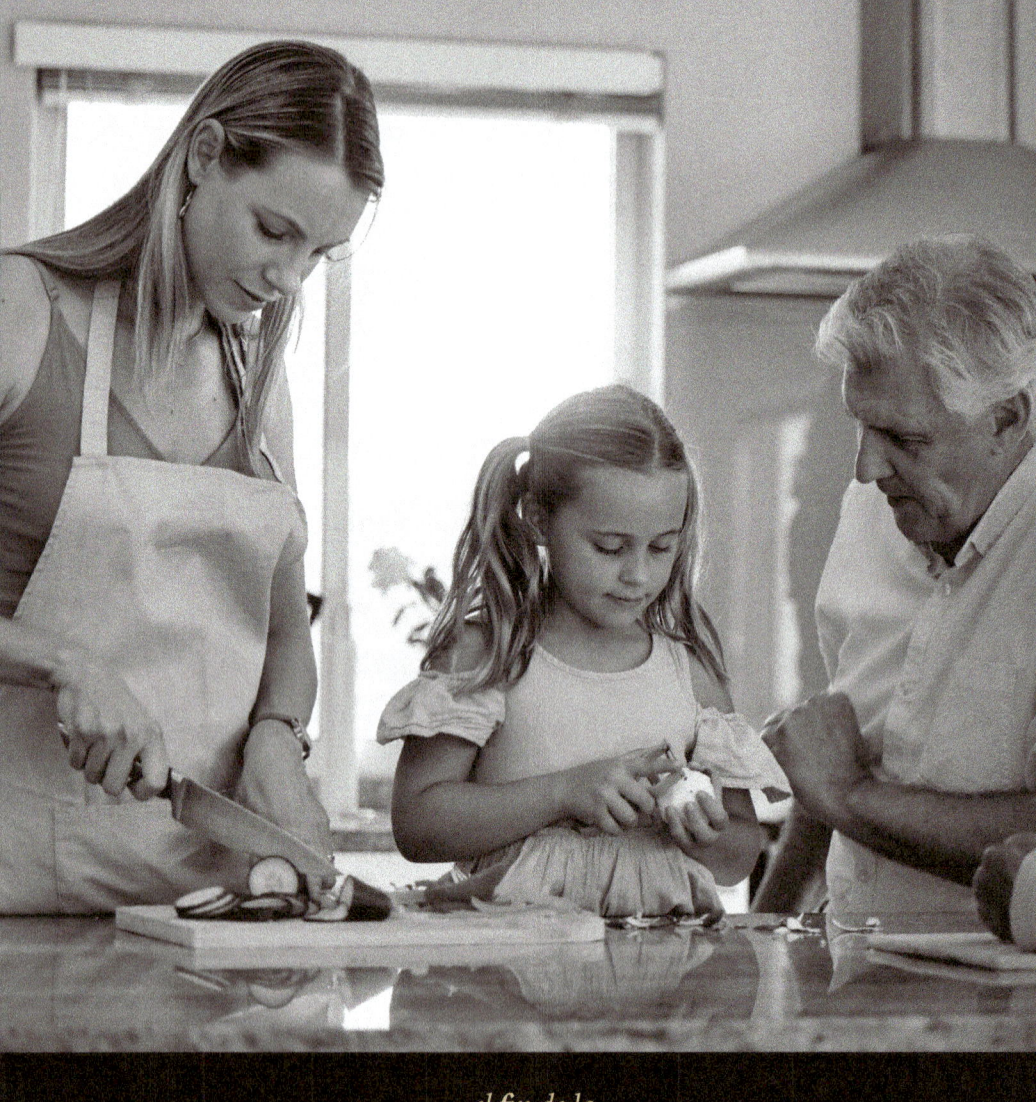

el fin de la
DIABETES MELLITUS

CAPÍTULO 10

RECETAS Y PROCEDIMIENTOS

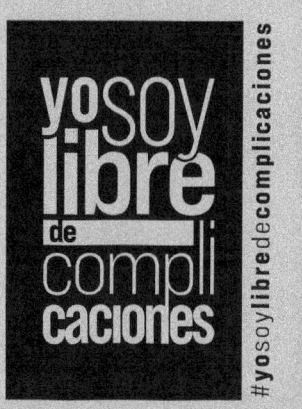

yosoy libre de complicaciones

#yosoylibredecomplicaciones

@dr.aldenquesada

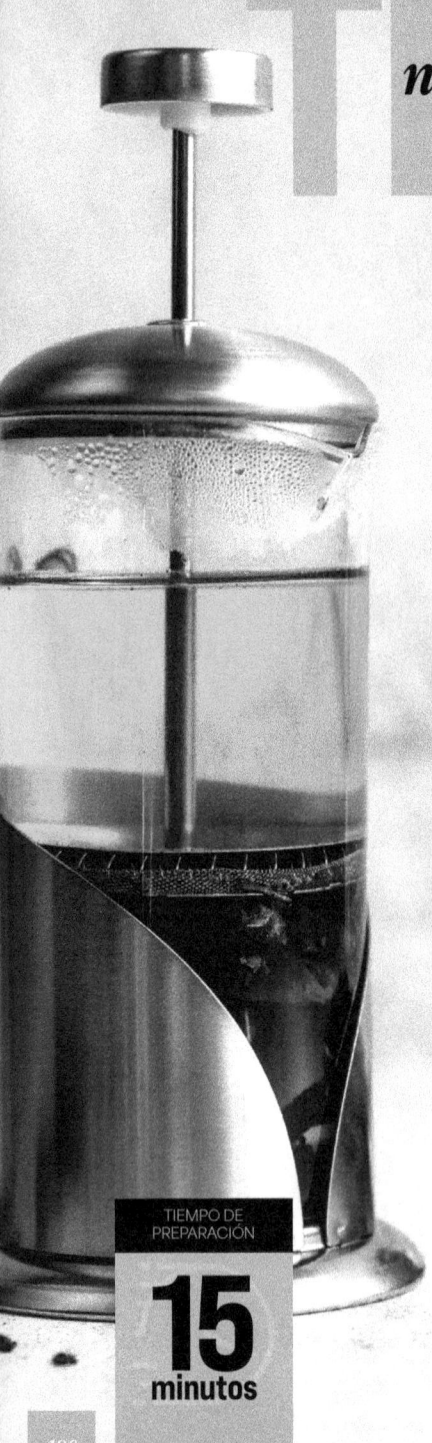

TÉ *normoglicemiante*

INGREDIENTES

- **Agua:** 1½ litros (1500 ml)
- **Curcuma** (rallada o en polvo)
- **Jengibre** (rallado o en polvo)
- **Romero:** 2 cucharadas -de sopa- de hojas secas
- **Canela:** 1 palito o 1 cucharada de sopa en polvo
- **Guayaba:** 10 g de hojas secas
- **Pata de Vaca** (Bauhinia forficata): 2 cucharadas -de sopa- de hojas secas
- **Limón:** jugo de una (1) unidad

MODO DE PREPARACIÓN

1. Coloque el agua en el fuego con el palito de Canela, el Jengibre y la Curcuma;
2. Deje hervir el agua durante 1 minuto, luego agregue las hojas de Romero, Guayaba y Pata de Vaca. Apague el fuego y, con la olla tapada, deje reposar durante 5 a 10 minutos;
3. Cuele el Té y, seguidamente, adicione el jugo de 1 Limón cuando el Té esté tibio -nunca caliente-.

TIEMPO DE PREPARACIÓN: 15 minutos

HORARIOS RECOMENDADOS

- **7:00 am.** Tome una taza en Ayunas.
- **11:30 pm.** Tome una taza 30 minutos antes del Almuerzo.
- **2:00 pm.** Tome una taza 2 horas después del Almuerzo.
- **7:30 pm.** Tome una taza 30 minutos antes de la Cena.
- **9:00 pm.** Tome una taza 2 horas después de la Cena.
- Debes tomar 1 ½ litro por día de este Té Normoglicemiante, por lo que sugiero que lo lleves para tu trabajo en un termo y lo tomes como agua común, siempre antes -30 minutos- y después - 2 horas-, de las principales comidas del día.

NOTAS IMPORTANTES

1. Si tienes alergia conocida al Romero, Canela, Pata de Vaca u otro producto indicado para preparar el Té, simplemente no lo compres ni lo coloques, pero **NO DEJES DE HACERLO** con los otros ingredientes.
2. Además de ser utilizado en forma de Té, el Romero puede ser utilizado como hierba aromática para condimentar los alimentos.

EL ROMERO NO ES RECOMENDADO PARA:

- Personas alérgicas a sus componentes.
- No debe ser utilizada por niños menores de 12 años, mujeres embarazadas o en período de lactancia.
- Quienes tengan alergia a la aspirina, ya que la especia contiene salicilato, un componente similar al medicamento.
- Personas con enfermedades en el hígado o en la vesícula. En este último caso, es porque el Té puede empeorar la enfermedad y aumentar sus síntomas.
- Por último, si tienes algún trastorno convulsivo, tampoco es recomendado.

LA CANELA NO ES RECOMENDADA PARA:

- Personas alérgicas a sus componentes.
- No debe ser utilizada por niños menores de 12 años, mujeres embarazadas o en período de lactancia.
- Personas con hipertensión arterial pues puede aumentar la presión en pacientes sensibles a los componentes de la Canela.

PATA DE VACA NO ES RECOMENDADA PARA:

- Personas alérgicas a sus componentes.
- No debe ser utilizada por niños menores de 12 años, mujeres embarazadas o en período de lactancia.

AJO en Ayunas

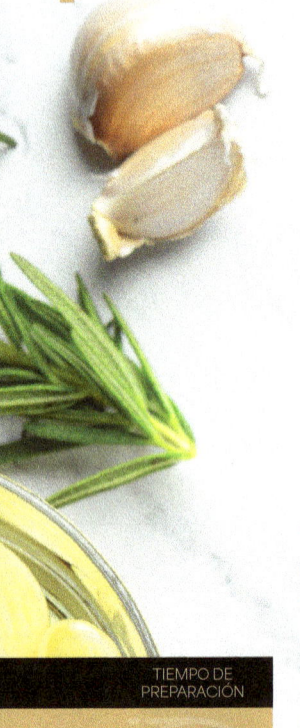

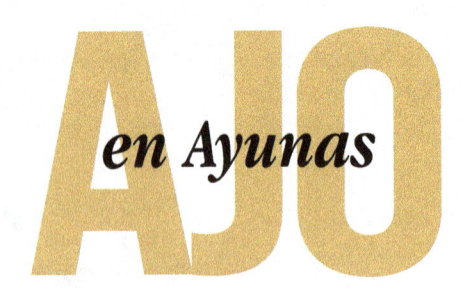

Si bien el Ajo es un ingrediente básico en nuestras comidas, para aprovechar sus propiedades saludables está demostrado que la mejor opción es ingerirlo crudo y en Ayunas.

El Ajo crudo garantiza una mayor ingesta de Alicina, principal compuesto organosulfurado al que se le atribuyen las propiedades medicinales.

Se ha observado que la concentración de Alicina disminuye considerablemente durante la cocción y aumenta cuando el Ajo es cortado o triturado.

TIEMPO DE PREPARACIÓN
10 minutos

CÓMO CONSUMIR EL AJO

En pequeñas rodajas, finamente cortadas, que puedan pasar fácilmente por la garganta sin generar desconforto.

Nota importante: consumir el Ajo entero, sin cortarlo, tendrá escasos beneficios para la salud.

HORARIO RECOMENDADO

- **7:00 am.** Siempre en Ayunas, acompañado de sorbos del Té Normoglicemiante.

MODO DE PREPARAR

1. Selecciona un diente de Ajo de tamaño medio.
2. Asegúrate de que el Ajo esté fresco. Un diente de Ajo demasiado antiguo puede que no tenga la cantidad necesaria de compuestos beneficiosos.
3. Descascare y corte el Ajo en rodajas y luego en cuadritos muy pequeños.
4. Déjalo reposar de 1 a 3 minutos antes de consumirlo.

RECETAS Y PROCEDIMIENTOS

⭐ BENEFICIOS DEL AJO

- **Pérdida de peso:** se considera que el Ajo tiene propiedades termogénicas que pueden acelerar el metabolismo y la pérdida de peso.

- **Propiedades antibacterianas:** tiene acción antibacterianas y antivirales, por lo que ayuda a prevenir y tratar infecciones.

- **Reduce la presión arterial:** algunos estudios sugieren que el Ajo puede ayudar a reducir la presión arterial, especialmente en personas que padecen de esta enfermedad.

- **Mejora el perfil de lípidos:** puede ayudar a reducir los niveles de colesterol LDL (colesterol malo) y aumentar ligeramente el HDL (colesterol bueno).

- **Propiedades antioxidantes:** contiene antioxidantes que ayudan a proteger las células contra el daño causado por los radicales libres.

- **Prevención de enfermedades del corazón:** algunos estudios sugieren que el consumo frecuente de Ajo puede ayudar a reducir la formación de coágulos y la arteriosclerosis.

- **Fortalece el sistema inmunológico:** consumir Ajo regularmente puede fortalecer el sistema inmunológico y ayudar al cuerpo a combatir infecciones.

- **Reducción del riesgo de ciertos tipos de cáncer:** su consumo regularmente también puede estar asociado con un menor riesgo de desarrollar ciertos tipos de cáncer.

- **Previene la osteoporosis:** algunos estudios han sugerido que el Ajo podría beneficiar la salud ósea y prevenir la osteoporosis.

- **Estimula la función cognitiva:** los antioxidantes presentes en el Ajo pueden ayudar a prevenir enfermedades neurodegenerativas.

📝 NOTAS IMPORTANTES

1. Si tienes alergia conocida al Ajo no lo consumas.

2. Ingerir grandes cantidades de Ajo en Ayunas podría causar irritación estomacal. Limita la cantidad a un diente de Ajo de tamaño medíano para prevenir posibles efectos secundarios.

3. Debes ingerir el Ajo sin masticarlo, o sea, ingierelo acompañado de sorbos del Té Normoglicemiante, por eso es importante que lo cortes en cuadritos bien pequeños.

#yosoylibredecomplicaciones

ALOE VERA en Ayunas

El Aloe Vera, o Sábila, como también se le conoce, es una de las plantas medicinales más conocidas a nivel mundial y se puede consumir de diferentes maneras.

Es posible ingerir esta hierba en jugos, tés o, incluso, en trozos pequeños -cápsulas-.

PASOS PARA PREPARAR LOS "CRISTALES"

1. Corta, por la base, una hoja de Aloe Vera con un cuchillo.
2. Corta los bordes laterales de la hoja que contienen las espinas pequeñas.
3. Lava bien las hojas con abundante agua.
4. Retira la corteza de las hojas y deséchala.
5. Retira la capa amarillenta, que está debajo de la cáscara (es irritante y muy amarga).
6. Lave, de nuevo, con abundante agua, hasta eliminar todo el líquido gelatinoso y que sólo queden los cristales, es decir, la sustancia gelatinosa y transparente del interior de las hojas.
7. Corta los cristales en pequeños cuadrados - del tamaño de una cápsula- y colócalos en el refrigerador (puedes utilizar los moldes de hacer hielo).

COMO CONSUMIR EL ALOE VERA

En pequeñas "cápsulas", que puedan pasar fácilmente por la garganta sin generar desconforto.

HORARIO RECOMENDADO

- 7:00 am. Siempre en Ayunas, acompañado de sorbos del Té Normoglicemiante.

TIEMPO DE PREPARACIÓN: 10 minutos

BENEFICIOS DE ALOE VERA

- **Propiedades antioxidantes:** contiene sustancias antioxidantes que ayudan a proteger las células del cuerpo contra el estrés oxidativo y el envejecimiento prematuro.

- **Fortalecimiento del sistema inmunológico:** algunos componentes del Aloe Vera tienen un efecto estimulante del sistema inmunológico, ayudando a fortalecer las defensas del cuerpo.

- **Antiinflamatorio natural:** sus propiedades antiinflamatorias ayudan a reducir la inflamación en diversas partes del cuerpo.

- **Hidratación de la piel:** es conocido por su capacidad para hidratar la piel, ayudando a mantenerla suave y flexible.

- **Cicatrización de heridas:** El gel de Aloe Vera acelera el proceso de cicatrización de heridas, quemaduras solares y cortes, debido a sus propiedades antiinflamatorias y regenerativas.

- **Estimula la digestión:** el consumo de jugo de Aloe Vera contribuye a mejorar problemas digestivos y promover la regularidad intestinal.

- **Tratamiento de afecciones cutáneas:** es beneficioso en casos de afecciones cutáneas como eczema, psoriasis y acné, debido a sus propiedades antiinflamatorias y antimicrobianas.

- **Promoción del crecimiento del cabello:** se comprobó su eficacia para mejorar la salud del cuero cabelludo y estimular el crecimiento del cabello.

NOTAS IMPORTANTES

1. Si tienes alergia conocida al Aloe Vera no lo consumas.
2. Si tienes algún grado, o sospecha, de Insuficiencia Renal no consumas el Aloe Vera.
3. Consume el Aloe Vera por 30 días.
4. Ingerir grandes cantidades de Aloe Vera en Ayunas podría causar desconforto estomacal. Limita la cantidad a dos cápsulas para prevenir posibles efectos secundarios.
5. Debes ingerir las cápsulas de Aloe Vera sin masticarlas, acompañadas de sorbos del Té Normoglicemiante, por eso es importante que las cápsulas no sean tan grandes.

#yosoylibredecomplicaciones

DESAYUNO

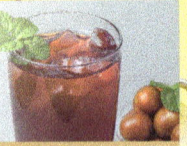

🍊 Jugo de Cereza   🍋 Jugo de Naranja   🍍 Jugo de Piña

JUGO DE *cereza*

Ingredientes

- **Cerezas:** 2 tazas
- **Manzana:** 1 unidad
- **Jengibre:** al gusto (rallado o en polvo)
- **Cúrcuma:** al gusto (rallado o en polvo)
- **Agua:** 250 ml

NOTAS IMPORTANTES

1. Si eres alérgico (a) a algún componente sugerido en la receta, simplemente no lo adiciones en la preparación.
2. Puedes tomar dos vasos grandes de cualquiera de los jugos, hasta sentirte satisfecho (a), pues son potentes antiinflamatorios y aportan vitaminas y minerales.
3. Todos los ingredientes deben ser "a tu gusto", sin forzar las dosis.

MODO DE PREPARACIÓN

1. Lave bien las Cerezas y la Manzana con abundante Agua.
2. En una Licuadora coloque las Cerezas, la Manzana, el Agua, el Jengibre, la Cúrcuma y bate todo hasta que quede homogéneo.
3. Si lo prefieres, cuela con un colador de malla media, presionando para extraer el líquido y desecha los sólidos.
4. Puedes añadir un (1) cubo de hielo para enfriar ligeramente el jugo.
5. Tome inmedíatamente.

TIEMPO DE PREPARACIÓN

10 minutos

HORARIO RECOMENDADO

8:00 am - 8:30 am

RECETAS Y PROCEDIMIENTOS

JUGO DE *naranja*

Ingredientes

- **Naranjas:** 2 unidades
- **Cerezas:** 2 tazas
- **Jengibre:** al gusto (rallado o en polvo)
- **Cúrcuma:** al gusto (rallado o en polvo)

MODO DE PREPARACIÓN

1. Lave bien las Naranjas y las Cerezas con abundante Agua.
2. Corta las Naranjas por la mitad y exprimelas.
3. Recoge el jugo en un recipiente limpio, incluyendo la pulpa, y desecha las semillas.
4. Bate las Cerezas en una licuadora con la Curcuma y el Jengibre y, cuando ya esté batido, adicione en una jarra, de preferencia de cristal, junto con el jugo de Naranja.
5. Puedes añadir un (1) cubo de hielo para enfriar ligeramente el jugo.
6. Tome inmedíatamente.

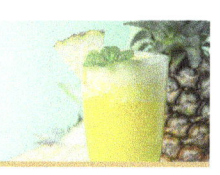

JUGO DE *piña*

Ingredientes

- **Piña:** cantidad al gusto
- **Cerezas:** 2 tazas
- **Jengibre:** al gusto (rallado o en polvo)
- **Cúrcuma:** al gusto (rallado o en polvo)
- **Agua:** 250 ml

MODO DE PREPARACIÓN

1. Lave bien las Cerezas con abundante Agua.
2. En una Licuadora coloque las rodajas de Piña con el Agua, las Cerezas, el Jengibre y la Cúrcuma y bate todo hasta que quede homogéneo.
3. Si lo prefieres, cuela con un colador de malla média, presionando para extraer el líquido y desecha los sólidos.
4. Puedes añadir un cubo de hielo para enfriar ligeramente el jugo.
5. Tome inmedíatamente.

#yosoylibredecomplicaciones

jugo de PEPINO

Ingredientes

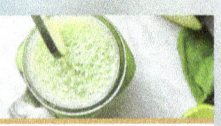

- **Pepino:** 1 unidad
- **Cundeamor:** 1 unidad
- **Chayote:** ½ unidad
- **Cerezas:** ½ taza
- **Limón:** jugo de un (1) Limón (opcional)
- **Agua:** 250 ml

HORARIO RECOMENDADO

- 10:00 am - 10:30 am
- 4:00 pm - 4:30 pm

Puedes preparar este Jugo Normoglicemiante temprano, llevarlo para el trabajo en un termo, y beber uno o dos vasos siempre que tengas hambre.

MODO DE PREPARACIÓN

1. Lave bien todos los ingredientes.

2. Si lo prefieres, retira la cáscara del Pepino y del Chayote.

3. Corta las puntas del Cundeamor, luego corta al medio, seguidamente retira con una cuchara las semillas y desechalas. Por último cortalo en trozos pequeños.

4. Coloca todos los ingredientes en una licuadora y batelos hasta que la mezcla quede homogénea.

5. Adiciona un cubo de hielo al final para que lo consumas con una temperatura agradable, nunca frío.

TIEMPO DE PREPARACIÓN

10 minutos

NOTAS IMPORTANTES

1. Si eres alérgico (a) a algún componente sugerido en la receta, simplemente no lo adiciones en la preparación.

2. Todos los ingredientes deben ser "a tu gusto", sin forzar las dosis.

3. Sugiero que tomes el jugo con un absorbente, un sorbo cada 30 segundos, para que no te resulte desagradable.

4. Si tienes restricción en la ingesta diaria de líquidos, por la presencia de una condición como Insuficiencia Cardíaca o Renal, sólo debes preparar la cantidad de Jugo según la recomendación de tu médico.

#yosoylibredecomplicaciones

SHOT
da inmunoestimulante

Ingredientes

- ☐ **Vinagre de Manzana:** 1 cucharada (Té)
- ☐ **Propóleo:** 5 gotas
- ☐ **Limón:** zumo de 1 unidad
- ☐ **Agua Mineral:** 250 ml

MODO DE PREPARACIÓN

1. En un vaso de 300ml coloque 1 cucharadita de Vinagre de Manzana.
2. Añade el Agua Mineral.
3. Añade 5 gotas de Propóleo.
4. Agrega el jugo de 1 Limón.

TIEMPO DE PREPARACIÓN

01 minuto

RECETAS Y PROCEDIMIENTOS

⏰ HORARIO RECOMENDADO

- Beba 10 minutos antes del Almuerzo y la Cena durante 30 días.

🍴 COMO COMEÇAR A TOMAR

- **1er día:** prepare sólo ½ cucharadita de Vinagre de Manzana y Propóleo en un vaso de agua.
- **2º día:** prepare sólo ½ cucharadita de Vinagre de Manzana y Propóleo en un vaso de agua.
- **3er día:** prepare 1 cucharadita de Vinagre de Manzana y Propóleo en un vaso de agua.

🍴 CÓMO CONSUMIR EL SHOT

- Beber con pajita y sin prisas, 1 sorbo cada 1 minuto hasta beber todo el vaso.

Es importante que tengas en cuenta estas contraindicaciones y efectos secundarios antes de incorporar el Vinagre de Manzana a tu dieta. Si tienes dudas, es recomendable consultar a un profesional de salud para recibir orientación.

✏️ NOTAS IMPORTANTES

1. Si tienes alergia, o alguna reacción adversa, al Vinagre de Manzana o al Propóleo, no lo coloques en el Shot.

2. Diluye siempre el Vinagre de Manzana en un vaso de agua. Beber puro puede dañar la garganta y desgastar el esmalte dental.

3. Puedes agregar una pizca de Canela para ayudar a reducir el sabor ácido del Vinagre y si no te gusta, prepara el Shot solo con Propóleo, Limón y Agua Mineral.

4. La ingesta excesiva de Vinagre de Manzana puede provocar molestias gastrointestinales, como dolor abdominal, náuseas, vómitos y díarrea.

5. Puedes experimentar sensación de ardor en la garganta debido a la acidez del Vinagre de Manzana.

6. Utilice Vinagre de Manzana sin pasteurizar en lugar de productos filtrados. El producto no pasteurizado contiene probióticos que favorecen la digestión.

#yosoylibredecomplicaciones

ARROZ
integral con garbanzos

Ingredientes

- **Arroz Integral:** 2 tazas
- **Garbanzos:** ½ taza
- **Cebolla:** 1 unidad finamente cortada
- **Ajo:** 2 dientes finamente cortados
- **Pimiento verde** (o rojo): ½ unidad
- **Ora pro nobis** (Pereskia aculeata): 5 hojas
- **Agua:** 3 ½ - 4 tazas
- **Sal Marina** (o gruesa no refinada): 2 pizcas

TIEMPO DE PREPARACIÓN
60 minutos

MODO DE PREPARACIÓN

1. Lave y remoje los Garbanzos, por unas horas, o toda la noche.
2. Cocine los Garbanzos antes de cocinar el Arroz Integral, de la siguiente forma:

- Coloque los Garbanzos en una olla de presión.
- Añada suficiente agua para cubrir la capa de Garbanzos.
- Lleve a ebullición lentamente y cubra la olla a los 10-15 minutos (no coloque la tapa de la olla al principio).
- Cocine a fuego lento por 1 hora o más, hasta que los Garbanzos estén cocidos en un 75%.
- Mientras los Garbanzos se expanden, como el agua se evapora, añada más agua gentilmente, haciéndola correr por las paredes de la olla para mantener el nivel del líquido hasta que los Garbanzos se ablanden.

RECETAS Y PROCEDIMIENTOS

3. Deje enfriar los Garbanzos.

4. Añada el Arroz Integral a los Garbanzos conjuntamente con su agua de cocción, Sal Marina y los demás ingredientes en la olla de presión y remuevelos.

5. El agua de cocción de los Garbanzos cuenta como parte del total de agua en la receta.

6. Cocine a presión por 40-50 minutos.

7. Cuando el Arroz Integral esté hecho, retire la olla del fuego y deje que pierda la presión de manera natural (alrededor de 5 minutos).

8. Retire la tapa de la olla de presión, y deje descansar el Arroz Integral con Garbanzos por unos minutos, para que el grano no se pegue al fondo de la olla.

9. Coloque el Arroz Integral con Garbanzos en una fuente usando, de ser posible, un implemento de madera para servirlo.

10. Sirva en un plato y decore la presentación del Arroz Integral con Garbanzos adicionando Zanahoria, Brócolis y Perejil al gusto.

11. No olvides colocar Linaza, Chía y Sésamo (Ajonjolí) -en polvo de preferencia- por encima del Arroz Integral, Ensaladas de Verduras, Sopas, etc.

NOTAS IMPORTANTES

1. Si eres alérgico (a) a algún componente sugerido en la receta, simplemente no lo adiciones en la preparación.

2. Puedes comer la cantidad que desees hasta que estés satisfecho (a).

3. Si el Arroz Integral se remoja por unas horas, o toda la noche, puede hacerse más digerible.

4. Cada taza de Arroz Integral crudo rinde, en medía, 3 tazas de arroz cocinado

5. El Arroz Integral cocido sobrante, puede mantenerse fuera del refrigerador por 24 horas en un tazón de madera, cubierto por una esterilla de bambú o por una toalla de algodón. Pero si el ambiente es muy húmedo o caliente, coloque en el refrigerador en un recipiente cerrado.

6. Recaliente el Arroz Integral usando una vaporera o colóquelo en una cacerola, añada un poco de agua, cubra y caliente por unos minutos.

7. Siempre, absolutamente siempre, consulte a su médico antes de consumir cualquier producto nuevo, especialmente si está embarazada, amamantando o tiene alguna enfermedad.

#yosoylibredecomplicaciones

ARROZ integral con lentejas

Ingredientes

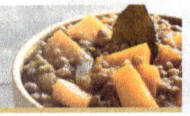

- **Arroz Integral:** 2 tazas
- **Lentejas:** ½ taza
- **Cebolla:** 1 unidad finamente cortada
- **Ajo:** 2 dientes finamente cortados
- **Pimiento verde** (o rojo): ½ unidad
- **Ora pro nobis** (Pereskia aculeata): 5 hojas
- **Agua:** 3 ½ - 4 tazas
- **Sal Marina** (o gruesa no refinada): 2 pizcas

TIEMPO DE PREPARACIÓN
60 minutos

MODO DE PREPARACIÓN

1. Lave y remoje las Lentejas, por unas horas, o toda la noche.
2. Cocine las Lentejas antes de cocinar el Arroz Integral, de la siguiente forma:

- Coloque las Lentejas en una olla de presión.
- Añada suficiente agua para cubrir la capa de Lentejas.
- Lleve a ebullición lentamente y cubra la olla a los 10-15 minutos, no coloque la tapa de la olla al principio.
- Cocine a fuego lento por 1 hora o más, hasta que las Lentejas estén cocidas en un 75%.
- Mientras las Lentejas se expanden, como el agua se evapora, añada más agua gentilmente, haciéndola correr por las paredes de la olla para mantener el nivel del líquido hasta que las Lentejas se ablanden.

RECETAS Y PROCEDIMIENTOS

3. Deje enfriar las Lentejas.
4. Añada el Arroz Integral a las Lentejas conjuntamente con su agua de cocción, Sal Marina y los demás ingredientes en la olla de presión y remuévelos.
5. El agua de cocción de las Lentejas cuenta como parte del total de agua en la receta.
6. Cocine a presión por 40-50 minutos.
7. Cuando el Arroz Integral esté hecho, retire la olla del fuego y deje que pierda la presión de manera natural (alrededor de 5 minutos).
8. Retira la tapa de la olla de presión, y deje descansar el Arroz Integral por unos minutos, para que el grano no se pegue al fondo de la olla.
9. Coloque el Arroz Integral con Lentejas en una fuente usando, de ser posible, un implemento de madera para servirlo.
10. Sirva en un plato y decore la presentación del Arroz Integral con Lentejas adicionando Zanahoria, Brócolis y Perejil al gusto.
11. No olvides colocar Linaza, Chía y Sésamo (Ajonjolí) -en polvo de preferencia- por encima del Arroz Integral, Ensaladas de Verduras, Sopas, etc.

NOTAS IMPORTANTES

1. Si eres alérgico (a) a algún componente sugerido en la receta, simplemente no lo adiciones en la preparación.
2. Puedes comer la cantidad que desees hasta que estés satisfecho (a).
3. Si el Arroz Integral se remoja por unas horas, o toda la noche, puede hacerse más digerible.
4. Cada taza de Arroz Integral crudo rinde, en medía, 3 tazas de arroz cocinado.
5. El Arroz Integral cocido sobrante puede mantenerse fuera del refrigerador por 24 horas, en un tazón de madera cubierto por una esterilla de bambú, o por una toalla de algodón. Pero si el ambiente es muy húmedo o caliente, coloque en el refrigerador en un recipiente cerrado.
6. Recaliente el Arroz Integral usando una vaporera o colóquelo en una cacerola, añada un poco de agua, cubra y caliente por unos minutos.
7. Siempre, absolutamente siempre, consulte a su médico antes de consumir cualquier producto nuevo, especialmente si está embarazada, amamantando o tiene alguna enfermedad.

#yosoylibredecomplicaciones

ARROZ
integral con maíz

TIEMPO DE PREPARACIÓN
60 minutos

Ingredientes

- **Arroz Integral:** 2 tazas.
- **Maíz (granos):** 1 taza.
- **Cebolla:** 1 unidad finamente cortada.
- **Ajo:** 2 dientes finamente cortados.
- **Pimiento verde** (o rojo): ½ unidad.
- **Ora pro nobis** (Pereskia aculeata): 5 hojas
- **Agua:** 3 ½ - 4 tazas.
- **Sal Marina** (o gruesa no refinada): 2 pizcas

RECETAS Y PROCEDIMIENTOS

MODO DE PREPARACIÓN

1. Lave los granos y el Arroz Integral cuidadosamente y coloquelos en la olla de presión.
2. Coloque la olla al fuego y, cuando el agua esté caliente, añada la Sal Marina con los demás ingredientes y remuevelos.
3. Coloque la tapa y lleve a presión.
4. Cocine por unos 45-50 minutos.
5. Retire la tapa de la olla de presión y deje descansar el Arroz Integral por unos minutos, para que el grano no se pegue al fondo de la olla.
6. Coloque el Arroz Integral con Maíz en una fuente usando, de ser posible, un implemento de madera para servirlo.
7. Sirva en un plato y decore la presentación del Arroz Integral con Maíz adicionando Zanahoria, Brócolis y Perejil al gusto.
8. No olvides colocar Linaza, Chía y Sésamo (Ajonjolí) -en polvo de preferencia- por encima del Arroz Integral, Ensaladas de Verduras, Sopas, etc.

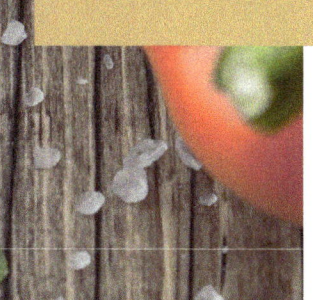

NOTAS IMPORTANTES

1. Si eres alérgico (a) a algún componente sugerido en la receta, simplemente no lo adiciones en la preparación.
2. Puedes comer la cantidad que desees hasta que estés satisfecho (a).
3. Si el Arroz Integral se remoja por unas horas, o toda la noche, puede hacerse más digerible.
4. Cada taza de Arroz Integral crudo rinde, en media, 3 tazas de arroz cocinado.
5. El Arroz Integral cocido sobrante puede mantenerse fuera del refrigerador por 24 horas, en un tazón de madera cubierto por una esterilla de bambú, o por una toalla de algodón. Pero si el ambiente es muy húmedo o caliente, coloque en el refrigerador en un recipiente cerrado.
6. Recaliente el Arroz Integral usando una vaporera o colóquelo en una cacerola, añada un poco de agua, cubra y caliente por unos minutos.
7. Siempre, absolutamente siempre, consulte a su médico antes de consumir cualquier producto nuevo, especialmente si está embarazada, amamantando o tiene alguna enfermedad.

#yosoylibredecomplicaciones

ARROZ
integral con quinoa

TIEMPO DE PREPARACIÓN
60 minutos

Ingredientes

- **Arroz Integral:** 2 tazas
- **Quinoa:** 1 taza
- **Cebolla:** 1 unidad finamente cortada
- **Ajo:** 2 dientes finamente cortados
- **Pimiento verde** (o rojo): ½ unidad
- **Ora pro nobis** (Pereskia aculeata): 5 hojas
- **Agua:** 3 ½ - 4 tazas
- **Sal Marina** (o gruesa no refinada): 2 pizcas

RECETAS Y PROCEDIMIENTOS

MODO DE PREPARACIÓN

1. Lave el Arroz Integral cuidadosamente y colóquelo en la olla de presión.
2. Coloque la olla al fuego y, cuando el agua esté caliente, añada la Sal Marina con los demás ingredientes y remuevelos.
3. Coloque la tapa y lleve a presión.
4. Cocine por unos 45-50 minutos.
5. Retire la tapa de la olla de presión y deje descansar el Arroz Integral por unos minutos, para que el grano no se pegue al fondo de la olla.
6. Coloque el Arroz Integral con Quinoa en una fuente usando, de ser posible, un implemento de madera para servirlo.
7. Sirva en un plato y decore la presentación del Arroz Integral con Quinoa adicionando Zanahoria, Brócolis y Perejil al gusto.
8. No olvides colocar Linaza, Chía y Sésamo (Ajonjolí) -en polvo de preferencia- por encima del Arroz Integral, Ensaladas de Verduras, Sopas, etc.

NOTAS IMPORTANTES

1. Si eres alérgico (a) a algún componente sugerido en la receta, simplemente no lo adiciones en la preparación.
2. Puedes comer la cantidad que desees hasta que estés satisfecho (a).
3. Si el Arroz Integral se remoja por unas horas, o toda la noche, puede hacerse más digerible.
4. Cada taza de Arroz Integral crudo rinde, en medía, 3 tazas de arroz cocinado.
5. El Arroz Integral cocinado sobrante puede mantenerse fuera del refrigerador por 24 horas, en un tazón de madera cubierto por una esterilla de bambú, o por una toalla de algodón. Pero si el ambiente es muy húmedo o caliente, coloque en el refrigerador en un recipiente cerrado.
6. Recaliente el Arroz Integral usando una vaporera o colóquelo en una cacerola, añada un poco de agua, cubra y caliente por unos minutos.
7. Siempre, absolutamente siempre, consulte a su médico antes de consumir cualquier producto nuevo, especialmente si está embarazada, amamantando o tiene alguna enfermedad.

#yosoylibredecomplicaciones

EL FIN DE LA DIABETES MELLITUS

ARROZ
integral con millo o cebada

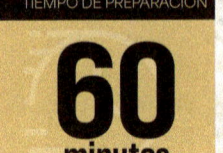

TIEMPO DE PREPARACIÓN
60 minutos

Ingredientes

- **Arroz Integral:** 2 tazas
- **Millo o Cebada:** 1 taza
- **Cebolla:** 1 unidad finamente cortada
- **Ajo:** 2 dientes finamente cortados
- **Pimiento verde (o rojo):** ½ unidad
- **Ora pro nobis** (Pereskia aculeata): 5 hojas
- **Agua:** 3 ½ - 4 tazas
- **Sal Marina** (o gruesa no refinada): 2 pizcas

RECETAS Y PROCEDIMIENTOS

🍲 MODO DE PREPARACIÓN

1. Lave el Arroz Integral cuidadosamente y colóquelo en la olla de presión.
2. Coloque la olla al fuego y, cuando el agua esté caliente, añada la Sal Marina con los demás ingredientes y remuevelos.
3. Coloque la tapa y lleve a presión.
4. Cocine por unos 45-50 minutos.
5. Retire la tapa de la olla de presión y deje descansar el Arroz Integral por unos minutos, para que el grano no se pegue al fondo de la olla.
6. Coloque el Arroz Integral con Millo en una fuente usando, de ser posible, un implemento de madera para servirlo.
7. Sirva en un plato y decore la presentación del Arroz Integral con Millo o Cebada, adicionando Zanahoria, Brócolis y Perejil al gusto.
8. No olvides colocar Linaza, Chía y Sésamo (Ajonjolí) -en polvo de preferencia- por encima del Arroz Integral, Ensaladas de Verduras, Sopas, etc.

✏️ NOTAS IMPORTANTES

1. Si eres alérgico (a) a algún componente sugerido en la receta, simplemente no lo adiciones en la preparación.
2. Puedes comer la cantidad que desees hasta que estés satisfecho (a).
3. Si el Arroz Integral se remoja por unas horas, o toda la noche, puede hacerse más digerible.
4. Cada taza de Arroz Integral crudo rinde, en medía, 3 tazas de arroz cocinado.
5. El Arroz Integral cocido sobrante puede mantenerse fuera del refrigerador por 24 horas, en un tazón de madera cubierto por una esterilla de bambú, o por una toalla de algodón. Pero si el ambiente es muy húmedo o caliente, coloque en el refrigerador en un recipiente cerrado.
6. Recaliente el Arroz Integral usando una vaporera o colóquelo en una cacerola, añada un poco de agua, cubra y caliente por unos minutos.
7. Siempre, absolutamente siempre, consulte a su médico antes de consumir cualquier producto nuevo, especialmente si está embarazada, amamantando o tiene alguna enfermedad.

#yosoylibredecomplicaciones

EL FIN DE LA DIABETES MELLITUS

VEGETAIS
cozidos al vapor

TIEMPO DE PREPARACIÓN
15 minutos

Ingredientes

- ☐ Repollo
- ☐ Brócolis
- ☐ Coliflor
- ☐ Espinaca
- ☐ Berro
- ☐ Puerro
- ☐ Zanahoria
- ☐ Daikon
- ☐ Nabo
- ☐ Perejil
- ☐ Cebollino
- ☐ Hojas de Diente de León
- ☐ Limón
- ☐ Vinagre de Manzana

MODO DE PREPARACIÓN

1. Lave con abundante agua y corte las verduras;
2. Coloque las verduras en una pequeña cantidad de agua, aproximadamente ½ pulgada, en una vaporera.
3. Tape y cocine a fuego lento o cocine a fuego lento durante 2-3 minutos, dependiendo de la textura de las verduras.
4. Coloque rápidamente en un bol para evitar que se cocine demasiado.
5. Aderece con 2 cucharadas de Vinagre de Manzana, una pizca de sal y el jugo de 1 Limón.

NOTAS IMPORTANTES

1. No es necesario comprar todas las verduras, una combinación de 4 ya es óptimo.
2. Las verduras y vegetales deben tener un color brillante y crujiente.
3. Espere hasta que el agua esté completamente hirviendo antes de colocar las verduras.
4. Puede agregar algunas gotas de Shoyu al final de la cocción.
5. Cuando hierva, no cubra la olla con una tapa o las verduras perderán su color verde brillante.
6. No tienes restricción en cuanto a la cantidad que puedes comer, o sea, puedes comer hasta sentirte satisfecho (a).
7. No tienes recomendado preparar Pepino y Tomate en Ensaladas de Verduras, pues son frutas.

Guiso de CEBADA

Ingredientes

- **Cebada:** 1 taza
- **Maíz en granos:** 1 taza
- **Cebolla:** 1 unidad finamente cortada
- **Ajo:** 2 dientes finamente cortados
- **Ajo Porro:** al gusto finamente cortado
- **Col:** al gusto finamente cortada
- **Zanahoria:** 1 unidad cortada en rodajas
- **Espinaca:** al gusto
- **Hongo shitaake:** 1 unidad finamente cortada
- **Pimiento verde, o rojo:** ½ finamente cortada
- **Ora pro nobis** (Pereskia aculeata): 5 hojas
- **Shoyu:** al gusto
- **Agua:** 5-6 tazas
- **Sal Marina** (o gruesa no refinada): 1 pisca

RECETAS Y PROCEDIMIENTOS

MODO DE PREPARACIÓN

1. Lave bien todos los ingredientes.
2. Coloque los vegetales en capas en la Olla, las Cebollas abajo, luego el Maíz y, por último, la Cebada.
3. Cocine gentilmente hasta que la Cebada esté hecha (alrededor de 45 minutos).
4. Añada Shoyu al gusto hacia el final del cocinado.
5. Sirve en un plato y aderece con Cebollinos y Perejil al gusto.
6. No olvides colocar Linaza, Chía y Sésamo (Ajonjolí) -en polvo de preferencia- por encima del Arroz Integral, Ensaladas de Verduras, Sopas, etc.

TIEMPO DE PREPARACIÓN

60 minutos

NOTAS IMPORTANTES

1. Si eres alérgico (a) a algún componente sugerido en la receta, simplemente no lo adiciones en la preparación.
2. Puedes comer la cantidad que desees hasta que estés satisfecho (a).
3. Siempre, absolutamente siempre, consulte a su médico antes de consumir cualquier producto nuevo, especialmente si está embarazada, amamantando o tiene alguna enfermedad.

#yosoylibredecomplicaciones

Sopa de LENTEJAS

Ingredientes

- **Lentejas verdes o pardas:** 1 taza
- **Cebolla:** 1 unidad finamente cortada
- **Ajo:** 2 dientes finamente cortados
- **Ajo Porro:** al gusto finamente cortado
- **Col:** al gusto finamente cortada
- **Zanahoria:** 1 unidad cortada en rodajas
- **Espinaca:** al gusto
- **Hongo shitaake:** 1 unidad finamente cortada
- **Pimiento verde, o rojo:** ½ finamente cortada
- **Ora pro nobis** (Pereskia aculeata): 5 hojas
- **Shoyu:** al gusto
- **Agua:** 5-6 tazas
- **Sal Marina** (o gruesa no refinada): 1 pisca

RECETAS Y PROCEDIMIENTOS

🍲 MODO DE PREPARACIÓN

1. Lave bien todos los ingredientes.
2. Coloque las Cebollas cortadas formando una capa en el fondo de la cacerola, seguidas de las Zanahorias, y las Lentejas en la parte superior.
3. Añada el agua y una pizca de Sal Marina.
4. Leve a ebullición, reduzca la llama a baja intensidad, cubra, y cocine a fuego lento por 45 minutos.
5. Añada el Perejil, el resto de la Sal Marina, y cocine a fuego lento por otros 10-15 minutos o hasta que esté hecho.
6. Para dar sabor, un poquito de Shoyu puede ser añadido al final del cocinado.
7. Sirve en un plato y aderece con Cebollinos y Perejil al gusto.
8. No olvides colocar Linaza, Chía y Sésamo (Ajonjolí) -en polvo de preferencia- por encima del Arroz Integral, Ensaladas de Verduras, Sopas, etc.

TIEMPO DE PREPARACIÓN

60 minutos

📝 NOTAS IMPORTANTES

1. Si eres alérgico (a) a algún componente sugerido en la receta, simplemente no lo adiciones en la preparación.
2. Puedes comer la cantidad que desees hasta que estés satisfecho (a).
3. Siempre, absolutamente siempre, consulte a su médico antes de consumir cualquier producto nuevo, especialmente si está embarazada, amamantando o tiene alguna enfermedad.

#yosoylibredecomplicaciones

Sopa de MAÍZ

Ingredientes

- **Maíz fresco:** 2 tazas
- **Apio:** 1 tallo de cortado en dados
- **Cebolla:** 1 unidad finamente cortada
- **Ajo:** 2 dientes finamente cortados
- **Ajo Porro:** al gusto finamente cortado
- **Col:** al gusto finamente cortada
- **Zanahoria:** 1 unidad cortada en rodajas
- **Espinaca:** al gusto
- **Hongo shitaake:** 1 unidad finamente cortada
- **Maíz en granos:** 1 taza
- **Pimiento verde, o rojo:** ½ finamente cortada
- **Ora pro nobis** (Pereskia aculeata): 5 hojas
- **Berro y cebollinos:** al gusto.
- **Shoyu:** al gusto
- **Agua:** 5-6 tazas
- **Sal Marina** (o gruesa no refinada): 1 pisca

MODO DE PREPARACIÓN

1. Lave bien todos los ingredientes.
2. Separe los granos de Maíz de la mazorca con la ayuda de un cuchillo.
3. Coloque el Apio, la Cebolla y el Maíz y el resto de los ingredientes en una cacerola.
4. Añada agua y una pizca de Sal de Mar.
5. Cuando comience a hervir, baje la llama, cubra y cocine a fuego lento hasta que el Maíz y el Apio estén blandos.
6. Añada el resto de la Sal marina y el Shoyu al gusto.
7. Sirve en un plato y aderece con Cebollinos, Berro y Perejil al gusto.
8. No olvides colocar Linaza, Chía y Sésamo (Ajonjolí) -en polvo de preferencia- por encima del Arroz Integral, Ensaladas de Verduras, Sopas, etc.

TIEMPO DE PREPARACIÓN

60 minutos

NOTAS IMPORTANTES

1. Si eres alérgico (a) a algún componente sugerido en la receta, simplemente no lo adiciones en la preparación.
2. Puedes comer la cantidad que desees hasta que estés satisfecho (a).
3. Siempre, absolutamente siempre, consulte a su médico antes de consumir cualquier producto nuevo, especialmente si está embarazada, amamantando o tiene alguna enfermedad.

#yosoylibredecomplicaciones

Sopa de MISO

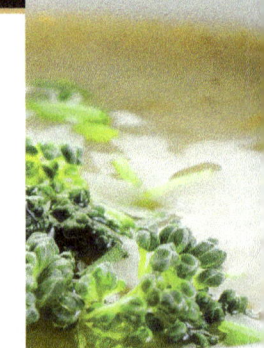

TIEMPO DE PREPARACIÓN
60 minutos

Ingredientes

- **Miso de Cebada:** cualquier variedad
- **Maíz en granos:** 1 taza
- **Wakame seco de 2 pulgadas:** 1 pieza de ½ pulgada
- **Apio:** 1 tallo de cortado en dados
- **Cebolla:** 1 unidad finamente cortada
- **Ajo:** 2 dientes finamente cortados
- **Ajo Porro:** al gusto finamente cortado
- **Col:** al gusto finamente cortada
- **Zanahoria:** 1 unidad cortada en rodajas
- **Hongo shitaake:** 1 unidad finamente cortada
- **Pimiento verde, o rojo:** ½ finamente cortada
- **Ora pro nobis** (Pereskia aculeata): 5 hojas
- **Shoyu:** al gusto
- **Agua:** 6 tazas
- **Sal Marina** (o gruesa no refinada): 1 pisca

MODO DE PREPARACIÓN

1. Lave bien todos los ingredientes.
2. Remoje el Wakame por 5 minutos y cortelo en pequeños pedazos.
3. Coloque el Wakame al agua y lleve a ebullición.
4. Añada las Cebollas picadas y el resto de los ingredientes al caldo caliente y hierva por 3-5 minutos, hasta que las Cebollas estén blandas y comestibles, entonces, baje la intensidad de la llama.
5. Diluya el Miso, ½ o una (1) cucharadita por cada taza de caldo, en 1 litro de agua, añada a la sopa y cocine a fuego lento por 3-4 minutos, con la llama baja para evitar que el Miso hierva.
6. Aderece con Cebollinos finamente picados y Perejil antes de servir.
7. No olvides colocar Linaza, Chía y Sésamo (Ajonjolí) -en polvo de preferencia- por encima del Arroz Integral, Ensaladas de Verduras, Sopas, etc.

NOTAS IMPORTANTES

1. Si eres alérgico (a) a algún componente sugerido en la receta, simplemente no lo adiciones en la preparación.
2. Puedes comer la cantidad que desees hasta que estés satisfecho (a).
3. Asegúrese de cocinar a fuego lento la sopa por 3-4 minutos después de añadir el Miso. El Miso no debe ser hervido pues pierde sus propiedades saludables.
4. Para variar, puede usar los otros tipos de Miso envejecidos por más de 2 años (de Soya o de Arroz), ocasionalmente.
5. Varíe los vegetales díariamente. Algunas combinaciones son las de Cebollas-Tofu, Cebollas-Calabacines, Col común-Zanahorias; y Raíces-Hojas de Daikon.
6. Incluya frecuentemente vegetales de hoja como Kale, Collards, Berro, etc., teniendo cuidado de añadirlas al final de la preparación para evitar un largo tiempo de cocción.
7. Granos, o frijoles, sobrantes de comidas anteriores pueden ser usados para hacer una sopa de mayor consistencia.
8. Para tener mejores efectos, trate de preparar la Sopa de Miso cada vez que se vaya a consumir y no use la preparada en la comida tardía en el día, o evite dejarla toda la noche.
9. Siempre, absolutamente siempre, consulte a su médico antes de consumir cualquier producto nuevo, especialmente si está embarazada, amamantando o tiene alguna enfermedad.

#yosoylibredecomplicaciones

Sopa de MILLO
Y VEGETALES DULCES

Ingredientes

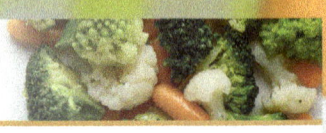

- **Millo:** 1 taza
- **Maíz en granos:** 1 taza
- **Apio:** 1 tallo cortado en cubos
- **Calabacines:** ½ taza finamente cortados
- **Coliflor:** al gusto finamente cortado
- **Brócolis:** al gusto finamente cortado
- **Zanahorias:** ½ taza finamente cortadas
- **Col:** ½ taza finamente cortada
- **Cebolla:** ½ finamente cortada
- **Wakame:** 1 pieza de 1 pulgada
- **Hongo shiitake:** 1 pieza pequeña
- **Shoyu:** algunas gotas al sabor
- **Cebollinos o Perejil:** al gusto
- **Agua:** 6 tazas
- **Sal marina** (o gruesa sin refinar): 1 pizca

RECETAS Y PROCEDIMIENTOS

🍲 MODO DE PREPARACIÓN

1. Lave bien todos los ingredientes.
2. Lave el Millo y mezcle con los ingredientes citados excepto los sazonadores.
3. Añada 3 veces más agua que los ingredientes y una pizca de sal.
4. Lleve a ebullición, reduzca la llama y cocine a fuego lento por unos 30 minutos, hasta que esté cocinado.
5. Hacia el final del cocinado sazone ligeramente con las gotas de shoyu y cocine a fuego lento por otros 3-4 minutos.
6. Aderece con Cebollinos finamente picados y Perejil antes de servir.
7. No olvides colocar Linaza, Chía y Sésamo (Ajonjolí) -en polvo de preferencia- por encima del Arroz Integral, Ensaladas de Verduras, Sopas, etc.

TIEMPO DE PREPARACIÓN

50 minutos

✏️ NOTAS IMPORTANTES

1. Si eres alérgico (a) a algún componente sugerido en la receta, simplemente no lo adiciones en la preparación.
2. Puedes comer la cantidad que desees hasta que estés satisfecho (a).
3. Siempre, absolutamente siempre, consulte a su médico antes de consumir cualquier producto nuevo, especialmente si está embarazada, amamantando o tienes alguna enfermedad.

#yosoylibredecomplicaciones

SHOT *desintoxicante*

ACEITE DE OLIVA Y LIMÓN

El Aceite de Oliva es un aceite vegetal que se obtiene del fruto del Olivo (Olea europaea), un árbol originario de la región mediterránea. Este aceite es altamente valorado por su sabor, sus propiedades nutricionales y sus múltiples usos, tanto en la cocina como en la cosmética y la medicina.

El Aceite de Oliva, sobre todo el Extra Virgen no refinado, es conocido por ser una fuente de grasas monoinsaturadas, en particular de ácido oleico. Además, contiene antioxidantes como los polifenoles y la vitamina E, que pueden proporcionar beneficios para la salud.

MODO DE PREPARACIÓN

En un vaso de cristal, coloca una cucharada (de sopa) de Aceite de Oliva Extra Virgen no refinado con el jugo de un Limón y remueve la mezcla.

BENEFICIOS DEL ACEITE DE OLIVA EXTRA VIRGEN

- **Beneficios cardiovasculares:** el consumo regular contribuye a la salud cardiovascular pues las grasas monoinsaturadas ayudan a reducir el colesterol LDL ("colesterol malo") y mejorar la salud del corazón.

- **Antioxidante natural:** los polifenoles presentes en el Aceite de Oliva tienen propiedades antioxidantes que ayudan a proteger las células del cuerpo contra el daño causado por los radicales libres.

- **Salud de la piel:** es utilizado en productos de cuidado de la piel debido a su capacidad para hidratar y suavizar la piel. También se ha asociado con la reducción de la inflamación y la promoción de la cicatrización.

- **Prevención de enfermedades:** algunos estudios sugieren que el consumo de Aceite de Oliva Extra Virgen puede estar asociado con una menor incidencia de enfermedades crónicas, como enfermedades cardíacas y diabetes mellitus tipo 2.

- **Digestión y absorción de nutrientes:** favorece la digestión y absorción de nutrientes liposolubles, debido a su contenido de grasas saludables.

HORARIO RECOMENDADO

- **10:00 pm.** Siempre antes de dormir y después del Té Normoglicemiante.

COMO CONSUMIR

- Bebelo de un sorbo, no hay necesidad de mantener la mezcla en la boca.

NOTAS IMPORTANTES

1. Si tienes alergia conocida al Aceite de Oliva, o al Limón, no los consumas.
2. Es importante optar por Aceite de Oliva de alta calidad, preferiblemente Extra Virgen no refinado, ya que conserva más nutrientes y sabor en comparación con otras variedades.
3. Este Shot puede resultar desagradable al paladar, por lo que te sugiero que lo tomes de un sorbo, sin "pensarlo 2 veces", o que le adiciones una pizca de miel, siempre que esté comprobado que la ingestión de miel no aumenta tus cifras de glicemia.

#yosoylibredecomplicaciones

MENTAL
Reprogramación

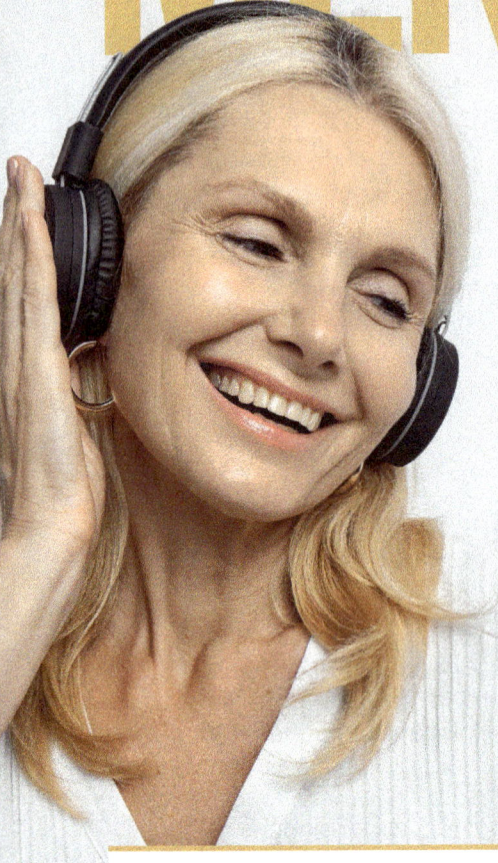

AUDIO O VÍDEO

Es una poderosa herramienta que se utiliza para influir positivamente en el pensamiento, el comportamiento y las emociones, de una persona a través de mensajes específicos.

Estos recursos suelen estar indicados para ayudarte a cambiar patrones de pensamiento negativos, promover la autoconfianza, reducir el estrés, mejorar la autoimagen y fomentar hábitos saludables.

PROPUESTA

El audio que recomendamos lo puedes localizar en internet como:

1. *"Va Directo a Tu Mente Subconsciente"* - **"YO SOY"** Afirmaciones de Éxito, Riqueza y Felicidad

2. O cualquier otro audio que sea de tu agrado.

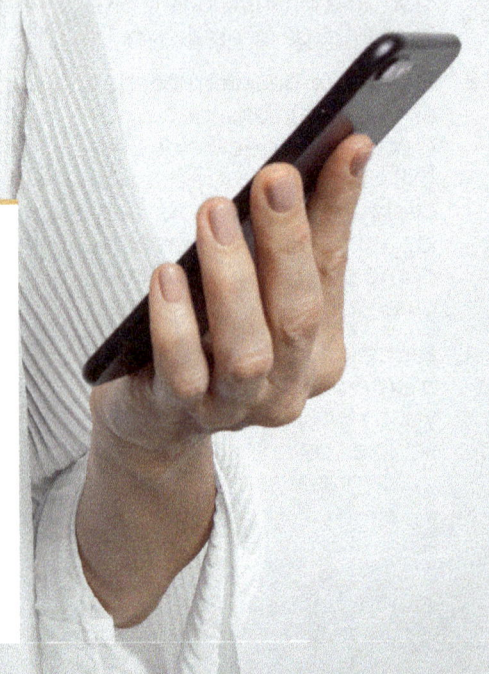

☆ **BENEFÍCIOS**

1. **Reducción del estrés y la ansiedad:** el estrés crónico puede afectar negativamente el control de la diabetes. Escuchar un audio de Reprogramación Mental ayuda a reducir el estrés y la ansiedad y tiene un impacto positivo en los niveles de glicemia.

2. **Adherencia al tratamiento:** escuchar afirmaciones positivas y motivadoras relacionadas con el manejo de la diabetes va a aumentar la motivación para seguir el Plan de Tratamiento.

3. **Fomento de hábitos saludables:** los audios de Reprogramación Mental te ayudarán a cambiar patrones de pensamiento negativos y fomentar la adopción de hábitos saludables.

4. **Fortalecimiento de la autoestima y confianza:** la diabetes mellitus puede afectar la autoimagen. Los mensajes positivos en los audios de Reprogramación Mental contribuyen a mejorar la autoestima y la confianza en la capacidad de revertir el daño de la enfermedad.

5. **Mejora del control glucémico:** si crees firmemente en tu capacidad para controlar la diabetes y adoptas un Estilo de Vida Saludable díariamente, es más probable que mantengas niveles de glucosa en sangre dentro de los rangos normales.

6. **Promoción de la relajación y el bienestar general:** los audios incluyen técnicas de relajación que van a ayudarte a reducir la presión arterial, mejorar la calidad del sueño y promover un estado general de bienestar.

7. **Apoyo emocional:** escuchar mensajes de apoyo y comprensión a través de los audios de Reprogramación Mental van a ayudarte a lidíar con las emociones relacionadas con la enfermedad y a sentirte menos aislado.

> **CONSEJO DEL DR. QUESADA**
>
> Si tienes un dispositivo Alexa, o cualquier otro que te permita programar un despertador con un audio personalizado, te sugiero que lo hagas para que te levantes con un audio de Reprogramación Mental, de esta forma te será más fácil comenzar tu rutina díaria.

Corrección postural y EJERCICIOS HIPOPRESIVOS

Rodillas al pecho ▪ Rotación de cadera ▪ Elevación de caderas

Son técnicas que se utilizan para mejorar la postura y fortalecer los músculos del core (zona abdominal y lumbar) a través de la respiración y la activación muscular específica.

☆ BENEFICIOS

1. Postura mejorada: ayudan a alinear correctamente la columna, lo que reduce la tensión y la presión en la espalda, el cuello y los hombros, mejorando la postura general.

2. Regulación intestinal: activan los músculos abdominales profundos y favorecen el control de la respiración, lo que mejora el funcionamiento del sistema gastrointestinal. Esta activación ayuda a estimular la peristalsis intestinal y favorecer la regularidad intestinal, reduciendo así el estreñimiento y mejorando la digestión general.

3. Mayor energía y resistencia: estos ejercicios generalmente implican una respiración profunda y controlada, lo que aumenta la oxigenación de los tejidos, lo que a su vez aumenta la disposición sexual y la vitalidad.

4. Elimina la retención de líquidos: los ejercicios hipopresivos, centrados en la contracción y fortalecimiento de los músculos centrales, estimulan el sistema linfático y circulatorio. Esto ayuda a reducir la retención de líquidos, mejorando la circulación y facilitando la eliminación de toxinas y líquidos estancados en los tejidos.

5. Masaje de vísceras intraabdominales: la técnica de los ejercicios hipopresivos consiste en la contracción y relajación controlada de los músculos abdominales y del suelo pélvico. Este movimiento funciona como una especie de suave masaje de las vísceras intraabdominales, estimulando la circulación sanguínea y el buen funcionamiento de los órganos internos.

RECETAS Y PROCEDIMIENTOS

EJERCICIO 1
JOELHOS NO PEITO

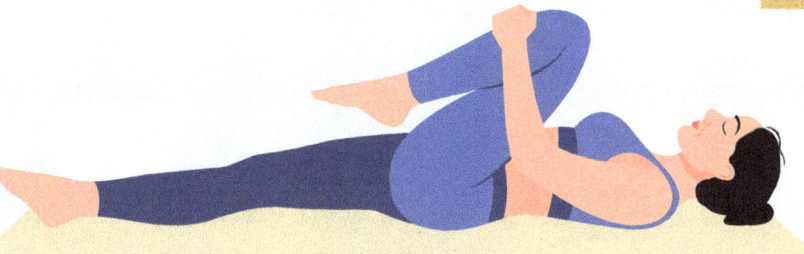

DURACIÓN
01 minuto

POSICIÓN INICIAL

En la cama, luego de despertarte, en la posición de boca arriba, dobla las rodillas con los pies apoyados sobre la cama en forma de pirámide, de tal manera que tus rodillas miren hacia el techo.

▶ MOVIMIENTO

1. Realiza varias respiraciones profundas antes de comenzar.
2. Agarra tu rodilla derecha con las dos manos y tira de ella lentamente hacia el pecho haciendo una inspiración profunda. Sin forzar el movimiento procura tocar tu mentón con la rodilla.
3. Mantén la rodilla cerca del pecho por 5 segundos, contrayendo los músculos abdominales y la pierna izquierda ligeramente flexionada.
4. Luego regresa a la posición inicial haciendo una espiración profunda.
5. Ahora repite la misma operación con la pierna izquierda y luego con las dos piernas juntas.

✏ NOTAS IMPORTANTES

1. Debes sentir el estiramiento de los músculos pero no dolor.
2. No hagas este ejercicio si te causa, o incrementa, dolor en la espalda o en alguna parte del cuerpo.
3. No hagas este ejercicio si tienes alguna contraindicación como hernia discal, problemas en la columna vertebral, etc.
4. Antes de comenzar cualquier programa de ejercicios debes consultar con tu médico.

#yosoylibredecomplicaciones

DURACIÓN: 01 minuto

EJERCICIO 2
ROTACIÓN DE CADERA

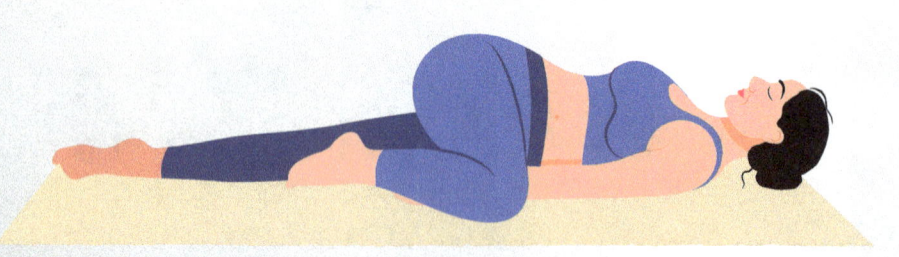

POSICIÓN INICIAL

En la cama, luego de haber realizado el ejercicio anterior, mantente en posición boca arriba, con las rodillas flexionadas y los pies en contacto con la cama. Coloca los brazos estirados a ambos lados del cuerpo en posición T en relación con el cuerpo.

▶ MOVIMIENTO

1. Manteniendo recta la parte superior del cuerpo, deja caer las rodillas flexionadas hacia un lado y rota el tronco hacia el lado contrario. Todo este movimiento debe estar acompañado de una espiración profunda.
2. Mantente en esa posición por 5 segundos con los hombros apoyados en la cama.
3. Regresa a la primera posición, haciendo una inspiración profunda y repite el ejercicio para el otro lado.

✏ NOTAS IMPORTANTES

1. Debes sentir el estiramiento de los músculos pero no dolor.
2. No hagas este ejercicio si te causa, o incrementa, dolor en la espalda o en alguna parte del cuerpo.
3. Este es uno de los estiramientos de espalda que puedes realizar también dos veces al día, y entre dos o tres repeticiones.
4. No hagas este ejercicio si tienes alguna contraindicación como hernia discal, problemas en la columna vertebral, etc.
5. Antes de comenzar cualquier programa de ejercicios debes consultar con tu médico.

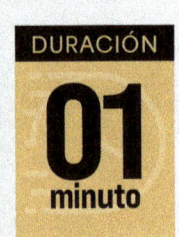

RECETAS Y PROCEDIMIENTOS

EJERCICIO 3
ELEVAÇÃO DO QUADRIL

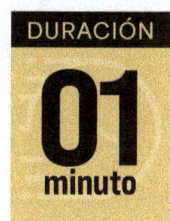

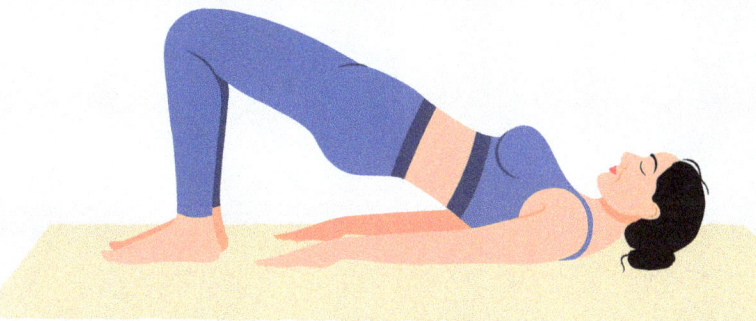

DURACIÓN
01 minuto

POSICIÓN INICIAL

Luego de realizar el ejercicio anterior, mantente en posición boca arriba, con las rodillas flexionadas y los pies en contacto con la cama. Coloca los brazos estirados a ambos lados del cuerpo.

▷ MOVIMIENTO

1. Apretando el abdomen y los glúteos, levanta la cadera formando una línea recta desde las rodillas hasta los hombros e inspira profundamente ¨encogiendo¨ el abdomen hacia adentro y *"apretando"* las vísceras abdominales.

2. Intenta mantener esta posición y respira profundamente tres veces, después vuelve a la posición inicial y repite el ejercicio.

✎ NOTAS IMPORTANTES

1. Debes sentir el estiramiento de los músculos pero no dolor.

2. No hagas el ejercicio si te causa, o incrementa, dolor en la espalda o en la pierna.

3. No hagas este ejercicio si tienes alguna contraindicación como hernia discal, problemas en la columna vertebral, etc. Antes de comenzar cualquier programa de ejercicios debes consultar tu médico

#yosoylibredecomplicaciones

EL FIN DE LA DIABETES MELLITUS

Ejercicios de
RESPIRACIÓN

Los ejercicios de respiración, acompañados de música o sonidos relajantes, son técnicas específicas que se utilizan para controlar y mejorar la forma en que respiramos.

Estos ejercicios pueden tener una serie de beneficios para la salud, incluyendo la estimulación de la desintoxicación corporal y la promoción de la recuperación de la salud.

Te comparto una lista de algunos de los beneficios de los ejercicios de respiración en relación con la desintoxicación corporal y la salud:

☆ BENEFÍCIOS

- **Mejora de la oxigenación:** Los ejercicios de respiración profunda ayudan a llevar más oxígeno a las células del cuerpo, lo que puede aumentar la eficiencia de los procesos de desintoxicación.

- **Reducción del estrés:** La respiración profunda y controlada puede reducir los niveles de estrés, lo que a su vez puede promover un sistema inmunológico más fuerte y una mejor capacidad de desintoxicación.

- **Mejora de la circulación:** Los ejercicios de respiración pueden mejorar la circulación sanguínea, lo que puede ayudar a eliminar las toxinas y mejorar la salud en general.

- **Fortalecimiento del sistema inmunológico:** La práctica regular de ejercicios de respiración puede fortalecer el sistema inmunológico, lo que puede ayudar al cuerpo a defenderse mejor contra las toxinas y enfermedades.

- **Reducción de la inflamación:** La inflamación crónica está relacionada con muchas enfermedades. La respiración profunda puede ayudar a reducir la inflamación, lo que puede contribuir a la recuperación de la salud.

- **Aumento de la energía y la vitalidad:** Una respiración más eficiente puede aumentar los niveles de energía y ayudar al cuerpo a funcionar de manera más efectiva en la eliminación de toxinas.

- **Mejora de la digestión:** La respiración profunda y relajante puede ayudar en la digestión, lo que puede influir en la eliminación adecuada de desechos y toxinas del cuerpo.

- **Promoción de la relajación:** La relajación profunda a través de la respiración consciente puede estimular la liberación de hormonas beneficiosas para la salud y ayudar en la recuperación de diversas afecciones.

- **Estimulación del sistema linfático:** La respiración profunda y consciente puede ayudar a mover la linfa a través del sistema linfático, lo que puede ayudar en la eliminación de toxinas del cuerpo.

- **Apoyo a la salud mental:** Los ejercicios de respiración también pueden ser beneficiosos para la salud mental, reduciendo la ansiedad y la depresión, lo que a su vez puede mejorar la salud en general.

Para contribuir con el proceso de desintoxicación corporal, y obtener los beneficios citados, recomiendo escuchar el video que puedes localizar en internet como:

- Ejercicios de respiración de Wim Hof guiados.
- O cualquier ejercicio de respiración que sea de tu agrado.

#yosoylibredecomplicaciones

PEDILUVIO
con Sal Marina

Con este sencillo, pero poderoso procedimiento, puedes disminuir los niveles de glicemia rápidamente, además de tener otros poderosos efectos terapéuticos.

El Pedilúvio con Sal Marina -sin refinar-, también conocido como *"Baño de pies"*, es una terapia ancestral, enseñada de generación en generación, que favorece la eliminación de toxinas del cuerpo.

Esta simple, pero poderosa terapia, debe ser aplicada periódicamente para mantener la salud, pues sus efectos terapéuticos son comprobados tanto en el plano físico como mental y espiritual.

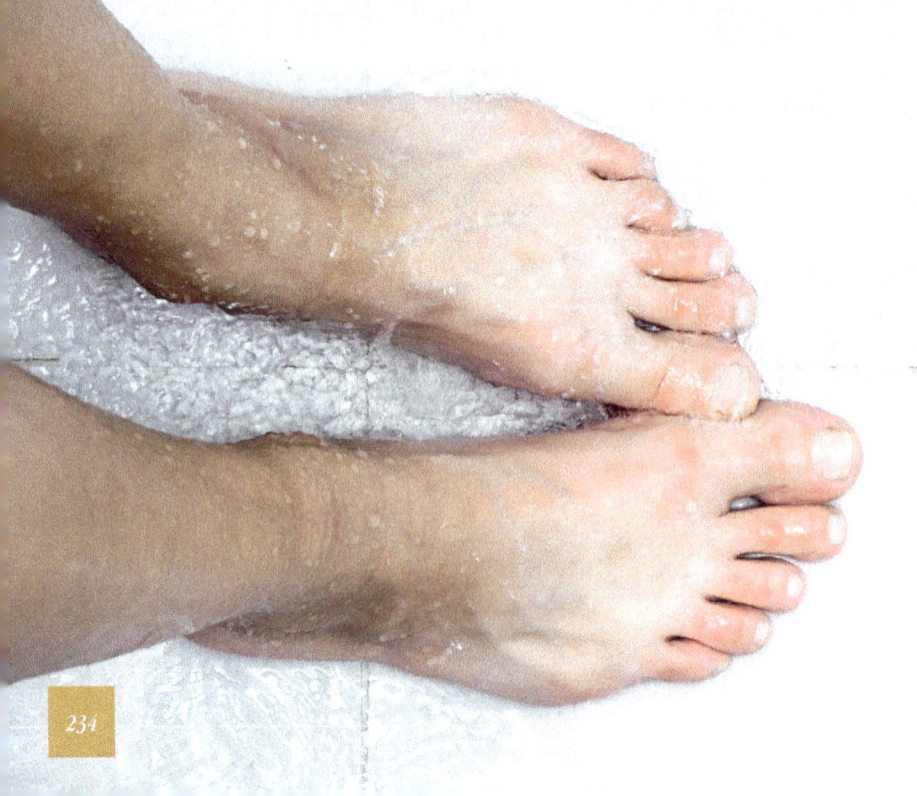

RECETAS Y PROCEDIMIENTOS

📖 HISTÓRIA

Se estima que hace seis mil años ya se utilizaba esta terapia con el fin de proporcionar relajación y limpieza del cuerpo.

Según la medicina tradicional china, basada en el equilibrio de la polaridad Yin y Yang, el Pediluvio ayuda a distribuir esta energía Yang (cabeza) a las extremidades frías (energía Yin).

💧 ¿POR QUÉ AGREGAR SAL AL AGUA?

La diferencia en la concentración de solución salina en el medio intra y extracelular genera una diferencia de potencial (corrientes eléctricas) entre dos espacios, lo que provoca alteraciones en las actividades celulares y, en consecuencia, en aspectos tisulares, posibilitando la transmisión de corriente eléctrica.

Existe una variación en la conductividad en cada tejido del cuerpo humano, aquellos con más iones disueltos en su composición son los mejores.

Cuando añadimos sales al agua, se disocian formando iones que conducen la electricidad. Al poner los pies en contacto con esta solución electrolítica, la fuerza eléctrica generada por los iones dispersos en el agua hace que los iones de las células del cuerpo humano migren en la dirección de esta fuerza externa en dirección de atracción o repulsión.

Esta acción iónica puede provocar cambios fisiológicos importantes a varios niveles del organismo: celular, tisular, orgánico y sistémico.

#yosoylibredecomplicaciones

EFEITO TERAPÊUTICO

Con este sencillo procedimiento podrás bajar rápidamente los niveles de glicemia, y, además:

- Elimina toxinas de la sangre, favoreciendo el proceso de desintoxicación del organismo, lo que reduce aún más la resistencia a la insulina;
- Purifica órganos como: cerebro, riñones, próstata, hígado, sistema reproductivo y pulmones;
- Reduce el estrés y las cargas emocionales, controlando la ansiedad y el insomnio;
- Equilibra los niveles de hormonas contrarreguladoras;
- Activa la circulación sanguínea y linfática;
- Eliminar el edema y retención de líquidos;
- Reduce el dolor y la inflamación;
- Relaja las articulaciones, músculos y huesos;
- Fortalece el sistema inmunológico;
- Prevención de varices y trombosis;
- Alivia la fatiga crónica y facilita el descanso.

PRECAUCIONES

Personas con presión arterial alta, el agua no puede estar demasiado fría o demasiado caliente, debe estar tibia. Es importante que sepas que, preparando el Pediluvio con el agua tibia, podrás estabilizar la presión arterial.

INDICACIONES

Como terapia para favorecer la desintoxicación y tratamiento de cualquier enfermedad.

CONTRAINDICACIONES

- Mujeres embarazadas;
- Personas con cáncer en situación de metástasis.

RECURSOS

- **Agua tibia:** debe estar entre 36°C - 39°C y en cantidad suficiente (3L);
- **Sal Marina:** 1 taza (puedes usar sal gruesa sin refinar);
- **Jengibre:** ¼ de unidad (rallado);
- **Jofaima (Bacia):** para colocar los pies;
- **Toalla:** para restregar y secar los pies.

RECETAS Y PROCEDIMIENTOS

○○○ PASOS

1. Coloque aproximadamente 3 litros de agua a hervir, junto con el jengibre rallado. Cuando comience a hervir apague el fuego y deje enfriar un poco hasta estar tibia.

2. Coloque en la Jofaima una cantidad suficiente de agua tibia (debe estar entre 36°C y 39°C), hasta cubrir el tobillo (aproximadamente 3L).

3. Adicione la Sal Marina y remueva el agua para disolver.

4. Ahora debes sumergir los pies en el agua por 30 minutos, comprobando siempre que la temperatura sea agradable.

5. Humedezca una toalla pequeña en el agua con jengibre y masajee suavemente las piernas en forma circular, desde los pies hasta las rodillas. Repita el proceso de 1 a 3 minutos, evitando traumatismos en la piel.

6. Luego de los 30 minutos, retira los pies del agua, secalos con una toalla y coloque calcetines para mantenerlos calientes.

NOTAS IMPORTANTES

1. Es preferible utilizar Sal Marina gruesa sin refinar pero, en caso que no dispongas de este tipo de sal, puedes utilizar cualquier variedad.

2. El uso de Jengibre es opcional. Si lo utilizas mejora el efecto terapéutico pero, si no tienes jengibre, puedes hacer el Pediluvio con agua y Sal Marina solamente.

3. Recuerda que, mientras haces el Pediluvio, debes tomar el Té Normoglicemiante.

4. Escucha el Audio de Relajación y haz la Técnica de Respiración durante los 30 minutos del Pediluvio.

HORARIO RECOMENDADO
7:00 am
9:00 pm

SESIONES
Realizar 2 veces / día

#yosoylibredecomplicaciones

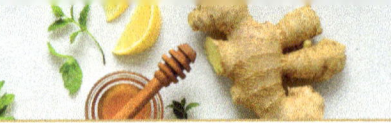

CONSEJOS PODEROSOS
para una vida sin complicaciones

Querido Terapeuta, ya estamos llegando al final y me parece oportuno, y necesario, compartirte 17 Consejos, o sugerencias del Estilo de Vida, para mantener la armonía y la salud.

Estas sugerencias, como él las llamó, fueron creadas por mi mentor Rafael Milanés y, con la deferencia que le caracterizaba, las compartió conmigo pues no están publicadas en ningún libro o artículo en la internet.

Te invito a que las leas con mucho cariño y, sobre todo, que las incorpores a tu día a día como un proyecto de vida armónica y saludable.

SUGERENCIAS DEL ESTILO DE VIDA
Por Rafael Milanés Santana

El seguimiento de las siguientes sugerencias contribuirá a una vida saludable, pacífica y ordenada:

1. Mantenga el sueño e imagen de salud para usted mismo, los demás y el planeta.
2. Viva cada día felizmente sin llevar las preocupaciones por su salud y permanezca activo y alerta física y mentalmente.
3. Agradezca lo que le suceda o con quien se encuentre. Ofrezca gracias antes y después de cada comida.
4. Es mejor ir a la cama antes de la media noche y levantarse temprano, especialmente con la salida del sol.

5. Evite usar ropas sintéticas o de lana directamente en contacto con la piel. Use algodón (preferiblemente orgánico y no genéticamente modificado), tanto como sea posible, especialmente para la ropa interior. Evite el exceso de ornamentos metálicos sobre los dedos, muñecas, o el cuello. Mantenga los ornamentos que sean elegantes y simples.

6. Si su fortaleza lo permite, haga actividades exteriores con una vestimenta simple. Camine entre 30 minutos y 1 hora díaria preferiblemente sobre la tierra, la hierba o la arena de la playa.

7. Mantenga orden en su casa y en el ambiente circundante.

8. Inicie y mantenga una activa correspondencia con amigos y familiares deseando lo mejor para ellos. También inicie y mantenga las mejores relaciones con quienes le rodean.

9. Evite tomar baños o duchas calientes que sean prolongados, pues puedes perder vitaminas y minerales a través de la piel.

10. Frote su cuerpo con una toalla caliente y húmeda cada mañana y cada noche antes de ir a dormir hasta que la piel se enrojezca. Si esto no es posible, al menos hágalo en sus manos, pies y dedos respectivos.

11. Evite cosméticos químicamente perfumados. Para el cuidado de sus dientes emplee preparaciones naturales o sal marina.

12. Si su condición lo permite manténgase físicamente activo como parte de su vida díaria llevando a cabo labores caseras como el fregado de pisos y ventanas y actividades como el yoga, danza, artes marciales, o deportes.

13. Evite el uso de aparatos eléctricos para cocinar y hornos de microondas. Convierta su cocina a gas o madera en la primera oportunidad.

14. Minimice el empleo de computadoras, televisión, teléfonos celulares y otros aparatos electrónicos que emiten energía electromagnética artificial.

15. Incluya plantas verdes en su casa para refrescar y enriquecer el contenido de oxígeno del aire.

16. Cualquier persona puede aprender a preparar comidas saludables. Participe en alguna parte del proceso de preparación de los alimentos, sea en la cosecha, compra, procesamiento, cocinado de los alimentos, incluso hasta el lavado de los platos.

17. Cante una canción feliz cada día.

¡Estoy feliz de saber que llegaste hasta aquí!

Consigo imaginar la paz y seguridad que debes sentir al descubrir un método confiable, rápido y 100% efectivo, para revertir el daño causado por la diabetes mellitus, liberándote de posibles riesgos y complicaciones.

La dedicación, el empeño y el compromiso son insuperables, así que te invito a embarcarte en este transformador viaje conmigo y por eso te recomiendo que siempre tengas este libro a tu alcance, para que puedas consultarlo frecuentemente.

Ahora que descubriste el método EL FIN DE LA Diabetes MELLITUS, colócalo en práctica tal como está indicado, y permite que pase a formar parte de tu vida y de tu día a día.

Un Pedido especial

Luego de finalizar los primeros 30 días haciendo el método, si sientes que este libro ha hecho una diferencia en tu vida, te animo a compartir tu testimonio con otras personas diabéticas en las redes sociales, en particular en los grupos de Facebook.

Compartir tu experiencia con el mundo tengo certeza que va a ayudarme a salvar más vidas pues existen millares de personas que ya perdieron la Fé y están perdiendo la batalla contra la diabetes mellitus.

¿Puedo contar contigo para hacer la diferencia en la vida de los más enfermos y necesitados?

También estaré extremadamente honrado si, al recibir una copia de mi libro, le solicitas a alguien de tu familia que te haga una foto con él en tus manos y la compartes en tus redes sociales.

Puedes marcarme @*draldenquesada.es*, y colocar #*SoyLibredeComplicaciones*, pues quiero conocerte y compartir tu alegría.

De esta manera, además de mostrar tu compromiso con el universo y nuestro Creador, también estarás motivando a miles de personas con diabetes a vivir libres de riesgos y complicaciones.

Y recuerda

**Tienes una misión de vida:
Vivir al máximo todos los días, pero vivir con Salud.**

Deseo que cada recomendación de este libro se convierta en una fuente inagotable de vida para ti, tu familia y a las personas que amas.

¿Ya estuviste alguna vez en los Servicios de Urgencia por tener **cifras elevadas** de glicemia y síntomas?

La mayoría de las personas diabéticas pasan por esta peligrosa situación y es por eso que quiero que **retomes el control 100% de tu vida.**

Mi mayor deseo es que puedas volver a compartir **momentos de alegría** con tu familia y amigos, **sin la preocupación** de que puedan sobrevenir complicaciones agudas de la diabetes mellitus…

Aplicando lo que está en este libro vas a poder participar en una fiesta de aniversario, una confraternización o una cena en familia, sin necesidad de preocuparte con los niveles elevados de glicemia.

#yosoylibredecomplicaciones

DR. ALDEN J. QUESADA

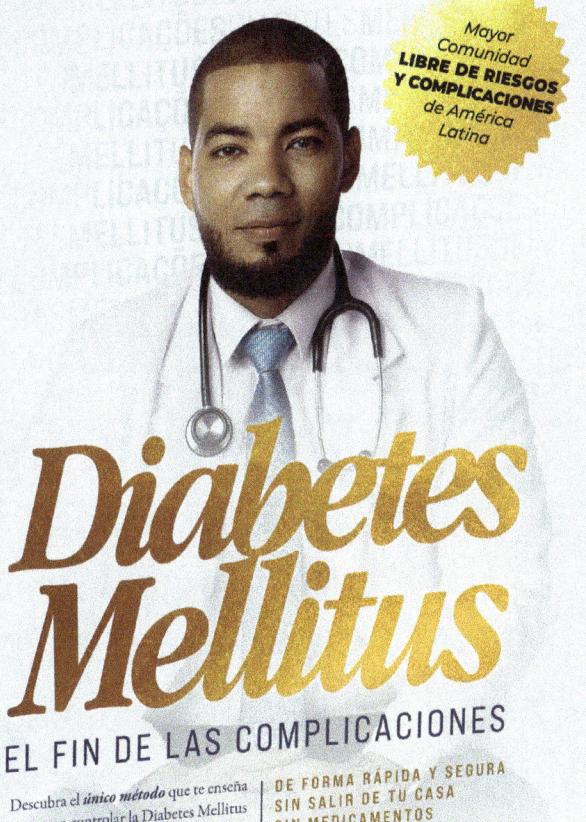

Mayor Comunidad LIBRE DE RIESGOS Y COMPLICACIONES de América Latina

Diabetes Mellitus
EL FIN DE LAS COMPLICACIONES

Descubra el *único método* que te enseña como controlar la Diabetes Mellitus en *menos de 6 horas*

DE FORMA RÁPIDA Y SEGURA
SIN SALIR DE TU CASA
SIN MEDICAMENTOS

Lea el código QR para conocer el *único método* que te enseña cómo evitar los picos de hiperglicemia y las complicaciones agudas.

Y si quieres profundizar en el cuidado y recuperación de tu salud puedes encontrarme también en:

 @draldenquesada.es

WWW.ALDENQUESADA.COM

Sígueme en mis redes sociales, estoy seguro que juntos aprenderemos sobremanera sobre cómo vivir con salud y armonía #libredeenfermedades.

"Yo he venido para que tengan vida, y para que la tengan en abundancia"
JUAN 10.10

¡VIVE AL MÁXIMO POSIBLE, *pero vive con salud!*

Alden J. Quesada

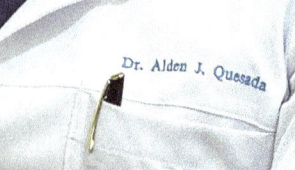

Printed in the USA
CPSIA information can be obtained
at www.ICGtesting.com
LVHW011255020424
776173LV00001B/87